JN324322

自分にやさしくする整体

片山洋次郎

筑摩書房

目次

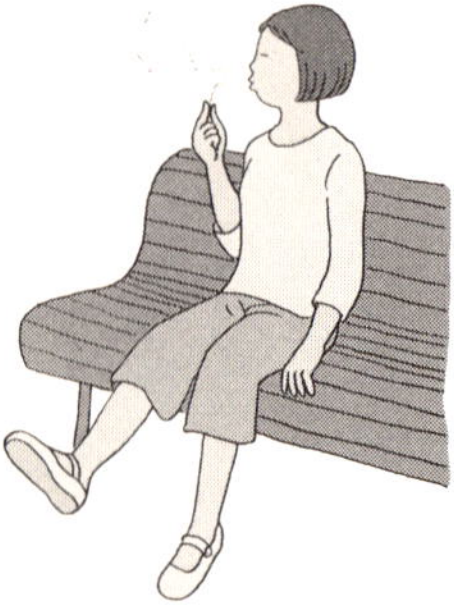

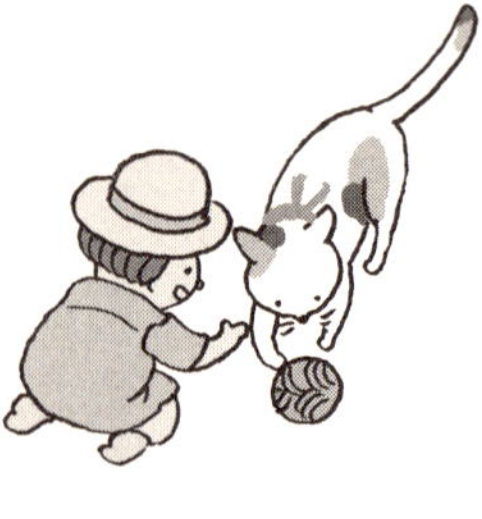

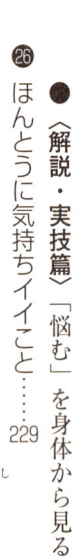

自分にやさしくする整体

目次、各章扉イラスト　川口澄子
本文イラスト　若林妙子

文庫版まえがき

整体に出会ってから、早いものでもう三十五年を超えました。

整体と言えば、最近でも背骨や骨盤を手で押して「矯正する」というイメージが一般的ですね。私も当初はそう思っていました。

二十代の半ば頃、私自身が「ぎっくり腰」に見舞われて通っていた整体は、昔ながらの方式でした。近年のように予約制ではなくて、前に来ている人達の施術の様子を待っている人達が見ているというスタイルです。通う度に面白いなーと思いながら見ていたのですが、何度も見ているうちに、何となく分かってきたような手応えがあって、自分でも出来そうな気がしてきました。

そこで妻に実験台になってもらい（今考えると、よく怖がらずに平然と受け入れてくれたと思いますが）背骨をカクッとやってみたのです。そしたらあっけなく出来てしまった。そうして次々に身の回りの人達に試しているうちに、いろいろな人に頼まれるようになったというのが私の「整体歴」の始まりです。

ところがそうやっていろいろな人を見ているうちに、まもなく「整体＝矯正」という考え方を覆されるようなことがたびたび起きて来ました。

立っている人の背骨に触ったとたん、いきなり脱力してくたくた〜っと倒れるということが何度か起きました（その後、立っているときに身体に触れると倒れてしまうことが結構あることが分かってきたので、座ってから触るようになりましたが、相手の人が座っていても「くらくらする」ことはよくあります）。

ある人は、背骨に触れるか触れないうちに眠り出し、いびきをかきながらごろごろと寝返りのような動きを繰り返し始めました。まだ触らないうちに身体がゆらゆら揺れ始めたり、後ろにのけ反ったりということも起きます（このように身体が勝手に動き出す現象は「野口整体」では「活元運動」と呼ばれ、自己調整運動であることは後に知りました）。

そのうちにさらに、手でそっと触っているだけでも、背骨や骨盤がすっと動く（あるいは緊張・硬さがゆるむ）瞬間があるということが見えてきました。筋肉がぴくっとはっきりと目に見えるように動く場合もあります。つまり、どの場合も施術者が意図しなくても、自分で動くということなのです。

もう二十年近く、いろいろな人がワークショップの場で、同じことを経験しています。特別のことではありません。あまり気がつかれないだけで、とても日常的なことなのです。

　このような実際の身体の反応からいえることは、身体には自分でバランスを変えようとするはたらきが元々備わっているということです。またこのことから、身体の調整機能が停滞しているときにも、きっかけさえ何かの形で与えられれば、本来の自己調整の動きが立ち上がるのではないかと思うようになりました。


　そう思って日常の動作を観察してゆくと、特定の姿勢や仕草が、疲れたとき・気分を変えたいとき・集中したいときなど、身体をリセットしてバランスを組み替えたいようなときに、知らないうちに役に立っているということが見えてきました。

　腕組みをしたり、頭を抱えたり、顎に手をやったりといった、一見何気ない動作がただ無駄にやっているのではなく、実は立派に自己調整として機能しているということですね。

　せっかく誰の身にも備わっているとても有用な〝本能〟です。物理的にも気分的にも忙しすぎて、なかなか〝本能〟がフリーズしてしまいやすい今日この頃ですから、時々立ち止まって本能に呼びかけてみるときっといろいろな発見があると思います。

この本では、誰もが普段無意識にやっている動作の中から、自分でできる整体法を抽出して、メソッドとしてまとめてご紹介しています。

メソッドを試しながら、身体の奥深いはたらきを味わっていただけると
当たり前すぎて見失いがちだけど
奇跡的に今ここにある
わが身体は偉いと
あらためて見直すことになるでしょう。
見える景色が変わります。

二〇一二年五月四日

片山洋次郎

まえがき　ここから元気が生まれる

身体の働きを快適にするメソッドは、日ごろの何気ないしぐさやちょっとした動き、姿勢の中に無数に埋め込まれています。

それはあくびをしたり伸びをしたり身体をゆすったりといった動きです。それらはあまりにも日常的な動きなのでほとんど意識されません。一見、無意味に思われるようなしぐさが、よく観察すると、身体の働きをよりよくするための大切な調整機能を果たしているというわけです。

しかし、うまくいっていれば当たり前すぎる動きが、あまりにも興奮しすぎたり疲れすぎたりしてしまうと「当たり前」さを失って機能しなくなります。そして、疲れや気分の悪さが蓄積してゆく悪循環に陥ります。何気なく当たり前に機能していることほど、失ってしまうとどうしていいか分からなくなりやすいものです。

私の考える整体とは、生まれつき誰もが持っている自己調整機能を身体自身が思い出せるように、ちょっとだけ促す技術です。

そしてこれと表裏一体で、この本の肝《はら》、すべてのメソッドの肝《きも》になるのが、空気のような軽いタッチと微《かす》かな動きです。身体の奥深い動きや働きは、ほんのささやかなタッチ、身体の間のふれあいに深く反応して息づいています。人と人の間でも、自分自身の手と自分の身体の間でも同様です。それは、タイミング的には息と息の間（吸う息と吐く息の間、吐く息と吸う息の間）に機能します。

慢性的に強度の刺激に満ちている近年の私たちの環境の中では、「気の休まる暇」がほとんどありません。多くの人は強い刺激に対しては隙を作らないように身を固めています。むしろ微妙なタッチの方が「気を許し」やすく、しかも身体の芯に届きやすいのです。

静かでささやかなここちよさを身体自身が求めている、というのが整体の現場での実感です。

本書の中の実技には、難しいものは何もありません。余計な力さえ抜ければ技術はいらない、といっていいくらいです。あえていえば、力を抜くということが一番難しく、また最も味わい深いところです。何の心得もない人のほうが無心に出来るので、かえってうまく行きやすいかもしれません。

ご紹介しているメソッドはいろいろですが、すべてがつながっています。まずはもともと身に備わった自前の整体法に気がつくこと。そして、ひとつ自分の得意な方法やパターンをつかめれば、誰でも次々に発見があると思います。

のびのびとした、生き物としての身体感覚を再発見し、一つずつ開いて甦らせていくことをここでは目指しています。

整体の現場で実際に起きることの本質は「理論」の枠には収まらず、直感や本能的動作、あるいは人と人の間に意識以前に起きる反応の中にあります。その核心をつかむには直感的に捉えるのが一番です。そこで本書では〝生きた整体〟を、まずはそのまま感じ取ってもらえるように、各項目の頭に、短く行わけ詩のような形で直感的に表現してみました。

「それはかえって面倒だ」と思う人は、人それぞれの不調のパターンと対応する実際のメソッドをチャート（二〇頁の「体調別『自分で整体』チャート」）にしてありますので、そちらからどうぞ。

読んだだけでちょっと気分がよくなっていただければ大成功です。

この本の使い方

①まず序章を読んで、この本全体に通じるやりかたを大掴みできるといいと思います。
②「体調別『自分で整体』チャート」をもとに、自分に合いそうなものを試してみてください。
③各項初めにある詩のような文章は、整体の実際を当人感覚でつかむために、いわば整体のライヴ感・現場感覚を表現したものです。実際的な生きた感覚の助けになるといいと思います。
④各項に解説があれば解説を読んでから、実技をやってみてください。

そのときに注意すること、これは自分で整体する場合に、特に大切なポイントです。

・自分の手で自分の体に触れる場合、基本的に**ふわっと（特に指先の力をゆるめて）**

触れること。また触《さわ》る手の側の感覚に意識が集中しがちですが、逆に**触られる身体の側の感覚に重点を置くこと。**

・**息を止めないこと。**集中しようとすると無意識に息を止めてしまいがちですが、息を止めるとリラックスしづらくなるので、呼吸を数えるように意識するとうまくいきやすいです。無理に息を長くすることはありません。楽な感じがいいです。

・各メソッドの後に、「〜が涼しくなる」「〜が温かくなる」というように書かれている場合が多いですが、人によって感じやすさがずいぶん違います。温かさの方が感じやすい人、涼しさばかりを感じやすい人、どちらも感じにくい人もいますが、呼吸がゆったりとしてリラックスできる、お腹の下の方に息が入る感じ、何となく気持ちいいといった感じがすればOKです。

体調別「自分で整体」チャート

体調不良の時代、自分で何とかしたい人のために

●頭がよく痛くなる	・こめかみが痛くなる	■眼玉のリラックス（50頁）、■あくびを出す方法（64頁）、■伸びをする（73頁）、■「脚上げ」脱ストレッチ〔タテ上げ〕（80頁）、■手首の脱ストレッチ（86頁）、■頬杖をつく（143頁）、■微妙運動1（175頁）
	・肩が張るのと同時に頭が痛くなる	■眼玉のリラックス（50頁）、■手首の脱ストレッチ（86頁）、■微妙運動3（181頁）
	・眼の奥から痛くなる	■眼玉のリラックス（50頁）、■あくびを出す方法（64頁）、■伸びをする（73頁）、■微妙運動4（184頁）
●肩がよく張る	・左の肩胛骨から首までが張る	■手首の脱ストレッチ〔左人差し指以外を握る、図D〕（88頁）、■微妙運動3（181頁）

●肩がよく張る	・肩の上が張る	■首を傾《かし》げるとき（119頁）、■腕組み〔上腹部反応点〕（153頁）、■微妙運動2（178頁）
	・肩をぐるぐる回したい（肩先が重くなる）	■頭の後ろで手を組む（56頁）、■腕組み〔胸部反応点〕（153頁）、■微妙運動5（189頁）
●眼が疲れる（しょぼしょぼする）		■手首の脱ストレッチ（86頁）、■頬杖をつく（143頁）、■微妙運動1（175頁）
●腰が痛い	・顔を洗うときや、歯を磨くときに痛い	■「脚上げ」脱ストレッチ〔タテ上げ〕（80頁）、■微妙運動1（175頁）
	・前屈すると特に痛い	■「脚上げ」脱ストレッチ（80頁）、■微妙運動5（189頁）
	・同じ姿勢を続けていると痛くなる、あるいは重くなる	■「脚上げ」脱ストレッチ（80頁）、■微妙運動3（181頁）
	・朝目が覚めたときに腰が痛い	■「脚上げ」脱ストレッチ（80頁）、■微妙運動3（181頁）

●腰が痛い

・ずっと座っていると立ち上がるときに腰が伸びない

■「脚上げ」脱ストレッチ（80頁）、■原始の歩き（166頁）、■微妙運動2（178頁）

・階段を上るときに足が重い、ちょっとした上り坂がきつい

■「脚上げ」脱ストレッチ（80頁）、■微妙運動2（178頁）、■微妙運動4（184頁）

・坐骨神経痛がある

■「脚上げ」脱ストレッチ（80頁）、■微妙運動3（181頁）、■微妙運動4（184頁）、■微妙運動5（189頁）

●生理痛・生理不順

■「脚上げ」脱ストレッチ〔ヨコ上げ、特に左脚、生理前に〕（83頁）、■（特に生理前に）イケてる骨盤〔うん呼吸〕（212頁）

●不眠

・寝つきが悪い、夢ばかり見て眠った気がしない

■あくびを出す方法（64頁）、■伸びをする（67頁）、■「脚上げ」脱ストレッチ（80頁）、■手首の脱ストレッチ（86頁）、■微妙運動1（175頁）

・途中で目が覚めやすい

■「脚上げ」脱ストレッチ（80頁）、■脇腹引き締め（111頁）、■微妙運動3（181頁）

・座っていると眠くなるが、横になると眠れない

■「脚上げ」脱ストレッチ（80頁）、■踵《かかと》で息をする（131頁）、■微妙運動5（181頁）

●不眠

・脚がむずむず、いらいらして、あるいはだるくて眠れない　■「脚上げ」脱ストレッチ（80頁）、■微妙運動3（181頁）

・朝起きたときが一番疲れている　■「脚上げ」脱ストレッチ（80頁）、■脇腹引き締め（111頁）、■微妙運動3（181頁）

●疲れ

・息苦しくなる　■頭の後ろで手を組む（56頁）、■踵で息をする（131頁）、■腕組み〔胸部反応点〕（153頁）、■微妙運動5（189頁）

・つい頑張りすぎてしまう　■微妙運動3（181頁）、■微妙運動4（184頁）、■イケてる骨盤〔うん呼吸〕（212頁）

・足がむくむ、重い　■脇腹引き締め（111頁）、■微妙運動3（181頁）

・胃が痛くなりやすい　■あくびを出す方法（64頁）、■微妙運動1（175頁）、■微妙運動3（181頁）

●アトピーなどのアレルギーがある　■頭の後ろで手を組む（56頁）、■踵で息をする（131頁）、■腕組み〔胸部反応点、曲池《きょくち》〕（153～154頁）、■微妙運動1（175頁）、■微妙運動5（189頁）

●下痢、便秘をしやすい（過敏性腸症候群）

■眼玉のリラックス（50頁）、■頭の後ろで手を組む（56頁）、■「うらめし」と「ガッツ」（139頁）、■伸びをする（73頁）、■腕組み〔胸部反応点・曲池〕（153～154頁）、■微妙運動2（178頁）、■微妙運動5（189頁）

●食べすぎやすい

■脇腹引き締め（111頁）、■微妙運動3（181頁）、■微妙運動4（184頁）、■イケてる骨盤〔うん呼吸〕（212頁）

●めまい（特定の首の向き、または首を動かしたときに起きるめまい）、耳鳴り

■首を傾げる（119頁）、■微妙運動2（178頁）

●のぼせる

■眼玉のリラックス（50頁）、■あくびを出す方法（64頁）、■伸びをする（73頁）、■腕組み〔手三里、曲池〕（154頁）、■微妙運動1（175頁）、■微妙運動4（184頁）

●夏でも足腰が冷える

■眼玉のリラックス（50頁）、■膝を抱える（94頁）、■腕組み〔胸部反応点、曲池〕（153～154頁）、■微妙運動3（181頁）、■微妙運動4（184頁）、■イケてる骨盤〔うん呼吸〕（212頁）

●足の裏が熱い

■踵で息をする（131頁）、■微妙運動5（189頁）

●朝、目覚めると手がしびれている、手を握る力が弱い、親指が腱鞘炎になりやすい、バネ指

■手首の脱ストレッチ（86頁）

●産後の骨盤引き締め

■膝を抱える（94頁）、■微妙運動4（184頁）

●ウエストをきれいにしたい

■脇腹引き締め（111頁）、■微妙運動2（178頁）、■微妙運動3（181頁）

●朝起きたときどうしても気合を入れたい

■「脚上げ」脱ストレッチ（80頁）、■膝を抱える（94頁）、■微妙運動4（184頁）

●気分

・本番に弱い、あがる

■「うらめし」と「ガッツ」（139頁）、■腕組み〔曲池〕（154頁）

・孤独感が強い

■微妙運動3（181頁）、■微妙運動4（184頁）、■イケてる骨盤〔うん呼吸〕（212頁）

・過呼吸などのパニックを起こしやすい

■頭の後ろで手を組む（56頁）、■両手を向かい合わせる（123頁）、■踵で息をする（131頁）、■腕組み〔胸部反応点・曲池〕（153～154頁）、■微妙運動5（189頁）、■イケてる骨盤〔うん呼吸〕（212頁）

●気分

・不安、落ち着きがない
■頭の後ろで手を組む（54頁）、■両手を向かい合わせる（126頁）、■腕組み〔胸部反応点・曲池〕（153～154頁）、■微妙運動5（189頁）

・不毛な考えがループして前に進まない
■眼玉のリラックス（50頁）、■「脚上げ」脱ストレッチ（80頁）、■微妙運動1（175頁）、■微妙運動3（181頁）

・気分の上がり下がりがはげしい
■頭を抱える（44頁）、■うなだれながら腹の底＝骨盤の底を見る（104頁）、■踵で息をする（131頁）、■腕組み〔曲池〕（154頁）、■微妙運動4（184頁）、■イケてる骨盤〔うん呼吸〕（212頁）

・いらいらする
■脇腹引き締め（111頁）、■微妙運動3（181頁）、■イケてる骨盤〔うん呼吸〕（212頁）

〔骨格図〕

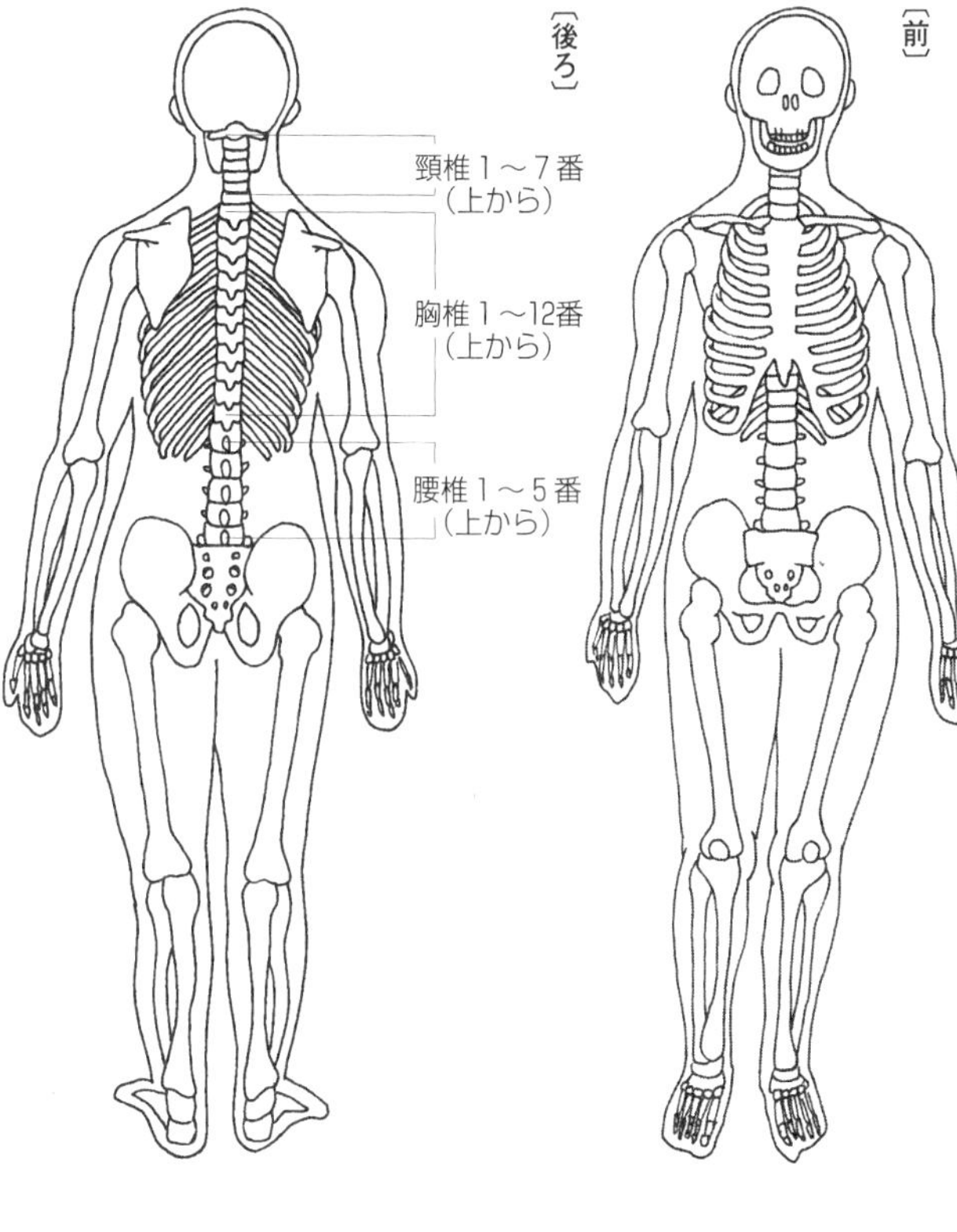

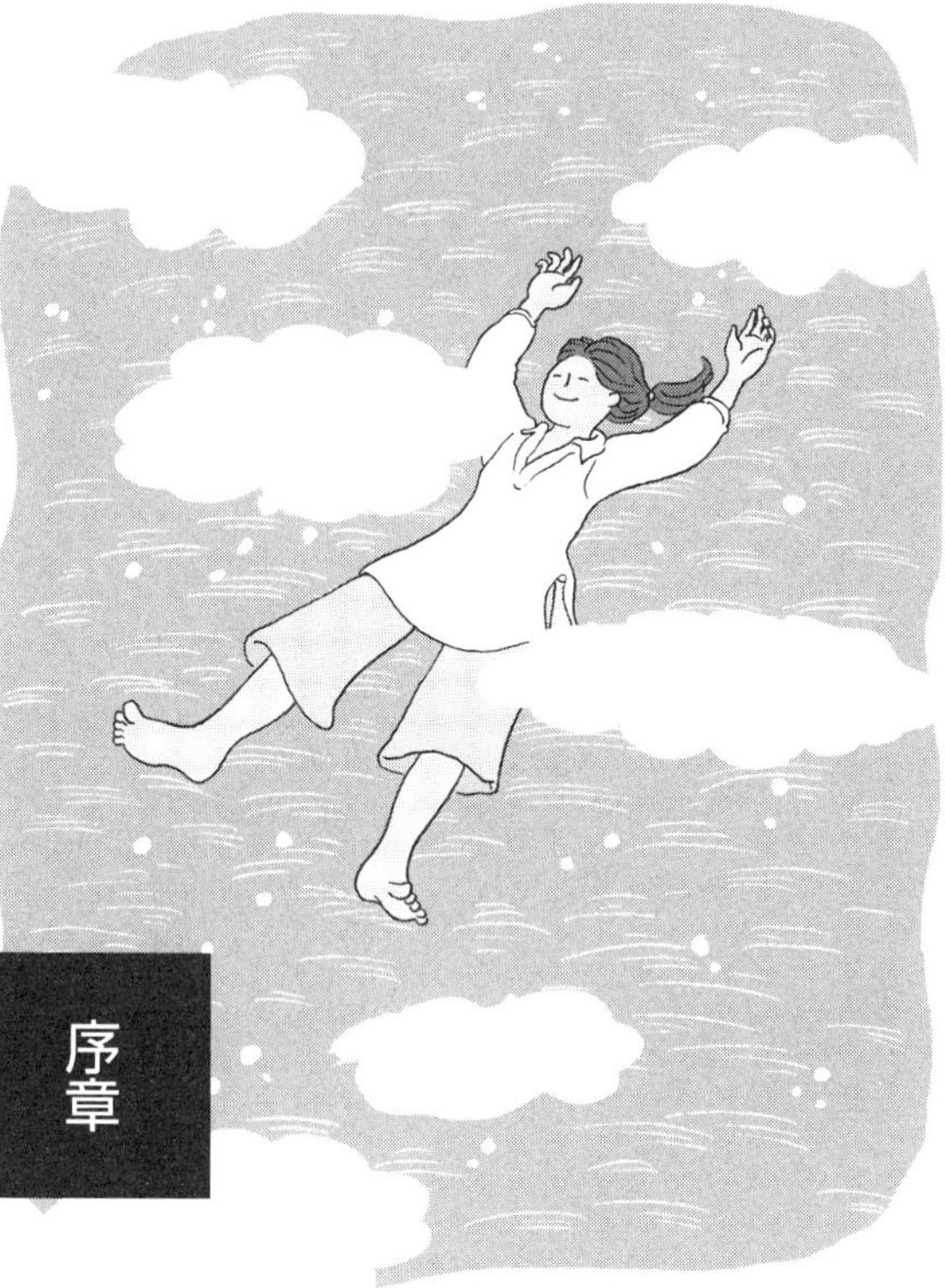

序章

身《み》がままという方法

いろいろな「正しいやり方」はあるけれど
身にそぐわなければしょうがない

我がままとは
似たようで少し違う
身がままにならなければ
元気が出ない

元気が出るのは
生き物としての

〝生き感〟がひらめくとき

安心して
静かになって
身のままになる

身軽に
できれば空っぽになる

思い切りよく
生きるために

今ここにある
身がままを
見つけよう

ちょっとつらいとき
誰にもできることが
ここにある

わからなくなったときは身体の教えを訊けばいい。
身体の中から湧き上がる元気が一番正しい答えだ。

整体は生き物だ

整体は本能です
本能をちょっと甦らせれば
誰にでもできます

整体はパンクです
アート以前の衝動
空っぽの祈り
聞こえない歌
見えない踊り

意識よりはやい
見るよりも
聴くよりもはやい
生き物としての意気です

気持ちイイように
やればいいんです

技以前のイノセント
純真無垢

自分の中の
生き物を呼び覚ます
それが整体です

実技篇について（全体説明）

ここで紹介しているメソッドには大体三つの柱があります。

①手で触れるメソッド（三八頁）
②脱ストレッチ（七八頁）
③微妙運動（一七二頁）

メソッド中の多くのものが実は、誰でもが日頃の生活の中で気がつかないうちに自然にしていることの拡張版です。

この頃のせわしい社会生活の中では身体を動かすことによる疲れよりも「神経をすり減らす」というような疲れ方が多く、身体のあちこちが慢性的に緊張しっぱなしになります。

このような疲れは運動による疲労と違って、がんがん押したり引いたりしてもゆるみません。**むしろほんのわずかの動きや微妙なタッチに反応**しやすくなっています。

このような心の緊張と強く結びついた緊張＝疲れ＝不調をやわらげるために、もともと身体が自前で持っている目に見えない「自己整体術」をちょっと意識的・積極的に掘り起こしていきましょう。

〈基本的反応について〉

それぞれのメソッドで身体に起きる反応は人によって感じ方の種類や程度に幅があります。

最初感じにくい場合でもやっているうちにだんだん感覚に気がついてゆく人もいます。あるいはこれらの反応が分かりにくくても、やっているうちに何らかの形でつかめてくればいいのです。

身体の基本的な反応は次のようなことです。

・身体の中が温かくなったり、身体の表面が涼しくなったりする。

・下腹が自然に深い呼吸の動きをし始める。あるいは下腹がキュッと引き締まるような感じがする。

・頭や肩・腰などがスッと軽くなるような感じがする。

・身体がゆるんで特に手足の力が抜けたような感じがする。
・視界が明るくなったような気がする。
いずれにしろなんとなく気持ちいい感じがすればＯＫです。

いろいろなメソッドが紹介してありますが、人それぞれやりやすいメソッド、うまくいきにくいメソッドがあります。その中で自分に合ったやり方、やりやすいものをいくつか見つけられればいいと思います。

だんだん自分に合うやり方を自分で見つけてつくっていくこともできます。

手で触れるメソッド

特に自分で自分の身体のどこかに触れるとき、どうしても力が入ってしまいやすく、そこで力が入ってしまうと、手の側も身体の側も互いに緊張してしまってうまくいきません。

空気に触れるように、包むようにふわっと触れる感じ。

指先の力を抜き、手首の力を抜き、さらに肘《ひじ》の力を抜くような感じで。

触《さわ》る手の側よりも**触られる身体の側の感覚に意識の重点を置く**と、反応がよくなります。手で触るというよりも身体の側から手にむかって触れている感覚の方が反応はよくなります。

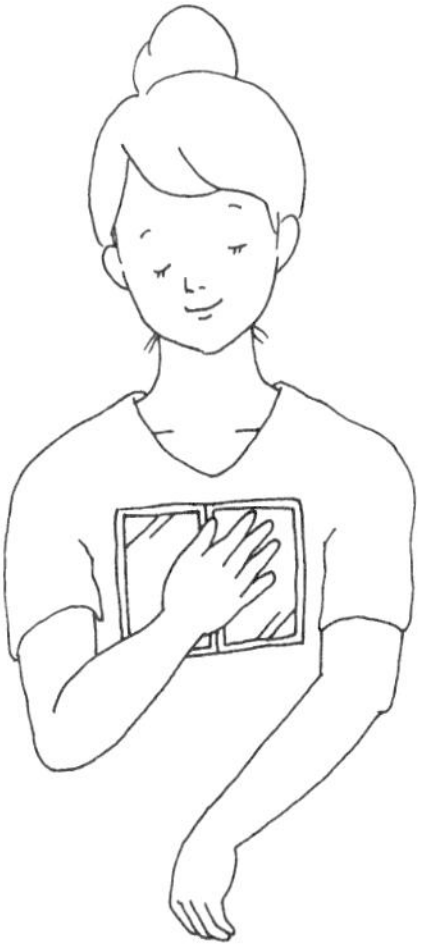

たとえば胸に窓があるとして、胸に手を当ててみると、
窓の内側から手のひらが見える感じ。

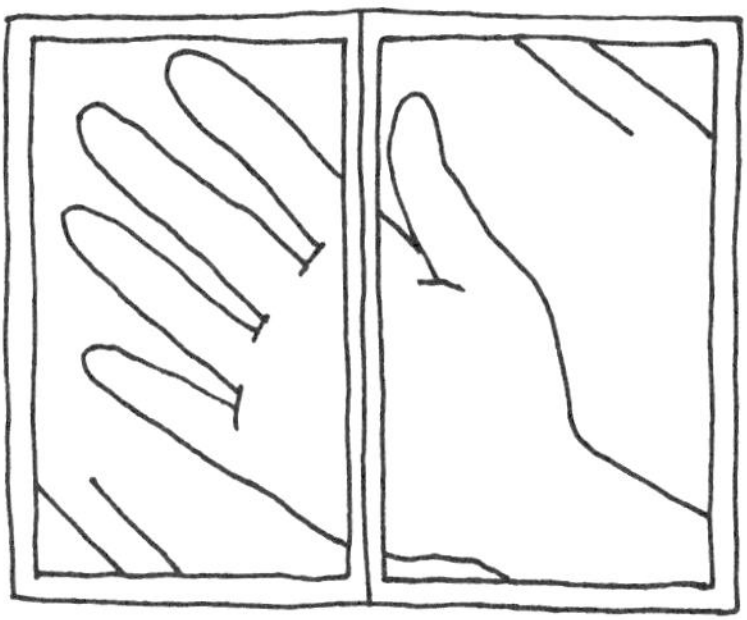

緊張が強いほど、外側から自分の身体を意識する傾向が強くなっています。そこで意識を身体の内側から外側に向かう方向に切り替えると、自動的にリラックスできるのです。それができるだけでも充分といっていいでしょう。

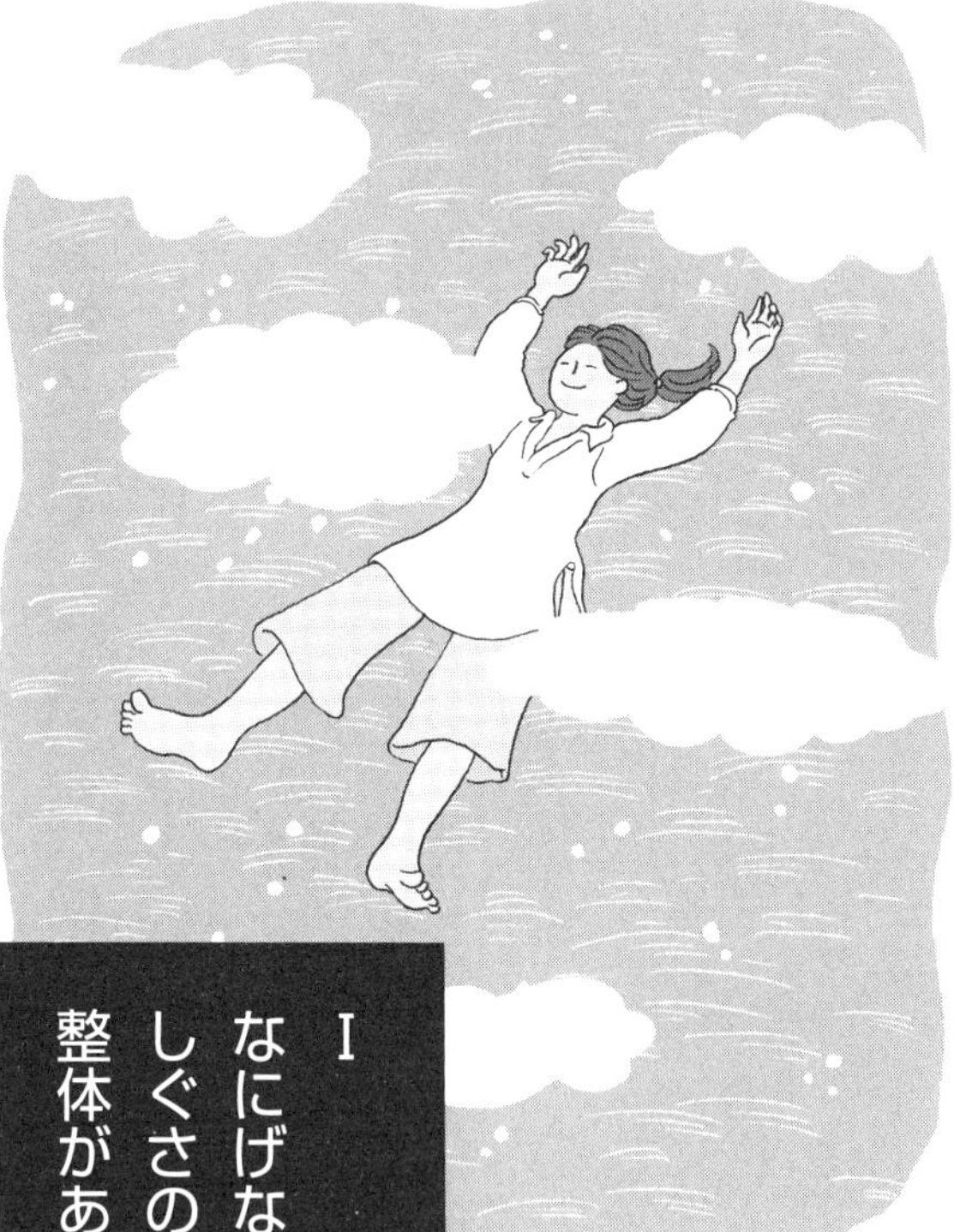

I なにげないしぐさの中に整体がある

①「頭を抱えちゃっている」ひとへ

頭はやはりクールな方がいい。

パニックに陥ったり
頭にきたりしていると
「頭を抱えたく」なりますね

いやになってしまうこと
「頭が痛くなる」ようなことが
いっぱいあります

「頭を抱えたくなる」のは

誰でも自然に、本能的に
したくなる動きなのです

ならば
積極的に「頭を抱え」ちゃいましょう
柔らか頭になって
ちょっと落ち着きます

実技篇 「頭を抱える」

【こんなときに】
●追い詰められた感じがするとき
●興奮しすぎたとき・身心不安定なとき
【こんなことに】
●興奮が鎮まり、落ち着く
●イキ過ぎを鎮めて適度な集中をする

困ったり、追い詰められたりしたときに「頭を抱える」のは、興奮を鎮めようとする動作。犬がしっぽを振ったり、首を掻《か》いたりして興奮を鎮めるのと同じ。

人が興奮しすぎたり、困ったことになったりすると、頭のてっぺんが尖る（頭のてっぺんを触わると少し尖った硬い感触がある）。

下顎《したあご》と側頭部の間の筋肉＝側頭筋が縮んで、いわゆる「歯を食いしばる」状態になる。【図A】

「頭を抱える」のは、この側頭筋の緊張をリラックスさせて、興奮を鎮め、落ち着こうとする本能的しぐさです。

◉頭の興奮＝緊張をゆるめる

①耳の前・頬骨の下のあたりに手のひらの下の方のふくらみで触れ、中指を頭のてっぺんのほうに向ける。
②手のひらをすぼめた状態で包むように触れる。
③頭を微妙にいろいろな方向に傾けてみて、一番温かく感じられるようにする。【図B】
④手の力を、ゆっくりゆっくり抜いてゆく。

⑤鳩尾《みぞおち》がちょっと温かくなる。

⑥頭がちょっと涼しくなる。

※手で触れているところが温かく感じられるだけでもOK。

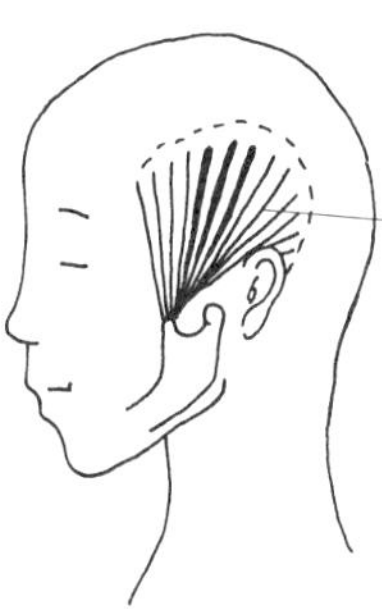
●側頭筋
（興奮して頭のてっぺんが尖るとき、頭から側頭部に扇状に広がる側頭筋の中で、中央寄りの部分が特に緊張する。

【図A】扇のように広がる側頭筋
（扇の中央部に当たる筋肉が特に緊張する）

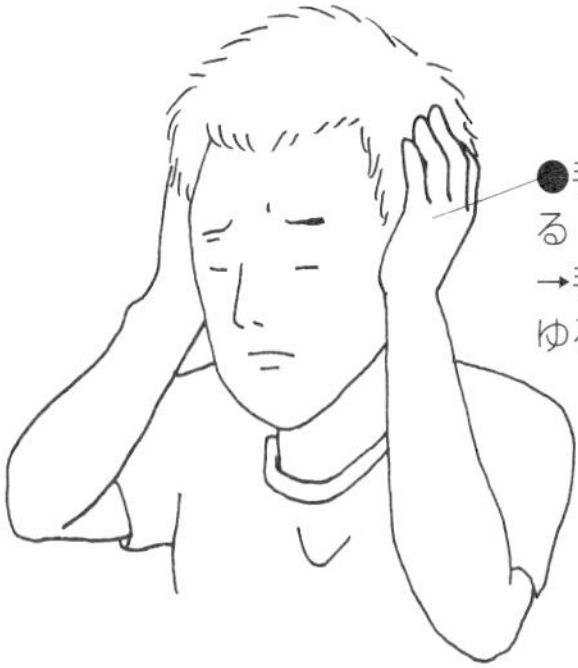
●手は最初すぼめて触る
→手のひらをゆっくりゆるめていく。

【図B】

②　「眼は心の窓」ですよね

〝生き〟のよさは眼に表われる。

眼底は脳神経のサテライト
眼の挙動は自律神経の挙動

眼の疲れは心の疲れ
眼の輝きは心の元気

眼は泳ぐ
眼は据わる
眼は曇る

眼は死ぬ

眼は生き生きする
眼は輝く
恋もするらしい

眼玉に触って硬《かた》ければ
疲れているのです

眼玉をやわらかくして
輝く瞳になりたくないですか

実技篇

眼玉のリラックスは身心のリラックス

【こんなときに】
●眼が疲れるとき
●眠りが浅いとき
●ボーっとして頭が働かない感じがするとき
●気疲れした感じがするとき
●リラックスしたいとき

【こんな人に】
●眼のまわりや額に触れたり押したりする癖のある人に

【こんなことに】
●眼の疲れ・「神経疲れ」をとる・自律神経系の安定

◉眼の疲れ＝自律神経系の疲れを調べる

【図A】
①眼を閉じて指のひらで眼球の中心に向かって外側（上・下・内・外）から軽く触れる→硬いところと柔らかいところがある。
②上側または内側（鼻寄り）が硬ければ交感神経優位の「仕事モード」。
③下側または外側が硬ければ副交感神経優位のお休みモード。
④仕事中に上・内側に緊張があるのはよい（硬すぎず弾力があればよりよい）。
⑤リラックスしているはずのときに上・内側が硬ければテンション上がりっぱなしということ、下・外側が硬ければリラックスしようとしている。
⑥どの方向も柔らかいのがよくリラックスしている状態。

◉眼球をゆるめる

【図B、C、D】

①手をお椀のようにすぼめて【図B】、手のひらの下の方が【図C】頬骨から頬骨の下あたりに触れるようにして眼のまわりを覆う。

(手をすぼめるのは、後で手の力を抜くときにあらかじめ少し力を入れておいた方が力がうまく抜けやすいため――手の力が抜けていた方が反応がいいのは原則です)。

②顔を少しずつ上下左右に傾けてみて(手の方を動かすと力が入りすぎてしまいやすい)眼のまわりが一番温かく感じやすいポジションにする。

③手の力をゆ～っくり抜いてゆき、フワーッと触れておく【図D】。

④触れている眼のまわりが温かくなると同時に、首や背中側・鳩尾《みぞおち》もちょっと温かく(反応が強いと表面が涼しくも感じる)なり、リラックスする。

⑤あらためて眼球をまわりからそっと押してみて、どの方向から押しても柔らかければよくリラックスできている。

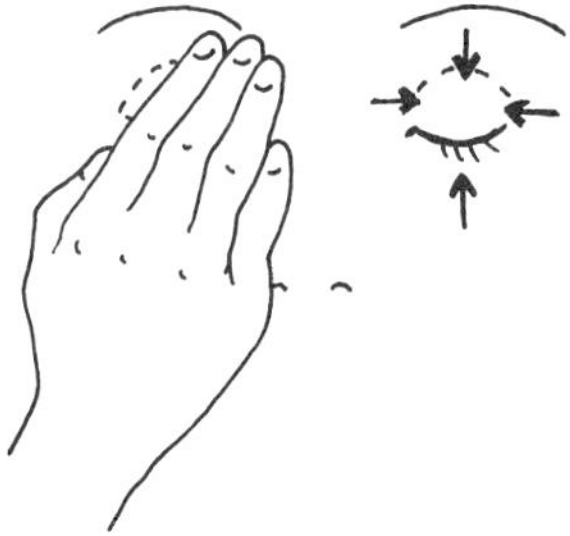

【図A】

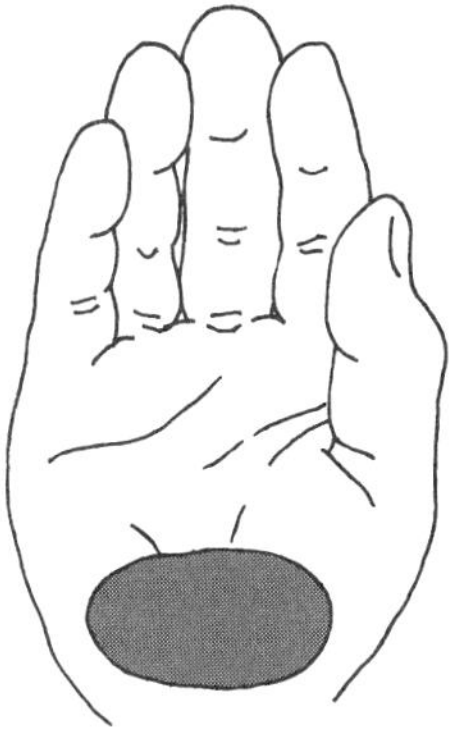

【図C】

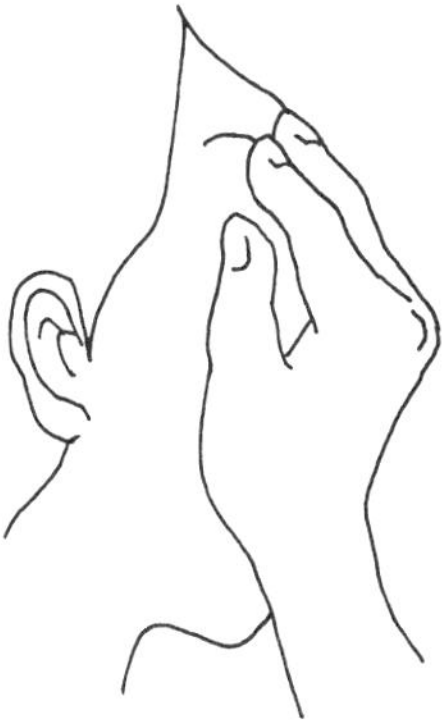

【図B】

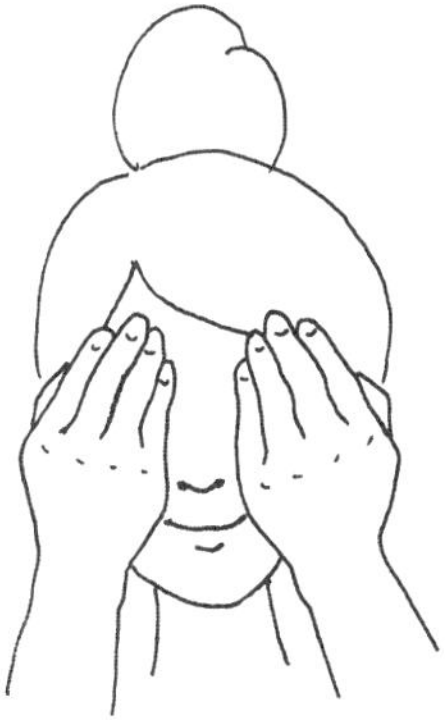

【図D】

③ 頭の後ろで手を組むとき

行キ詰マルは息詰マルである。

頭の後ろで手を組んで
ひと休みしたくなるときがあります

緊張続きで胸が硬くなり
「息詰まって」いるのです

胸が硬くなって呼吸が浅くなると
頭の後ろも硬く平べったくなるのです

こういうときは胸をゆるめて
ひと息つきたいのです

頭の後ろで手を組んで休んでみると
「はぁ〜」という感じがしませんか

吐く息が
自然と長くなるのです

しばらくすると
おなかに息が入るような
気がしてきます

実技篇

頭の後ろで手を組む

【こんなときに】
●行き（＝息）詰まったとき・集中しなおしたいとき

【こんなことに】
●後頭骨が弾力を取りもどすと、胸の緊張がゆるみ、呼吸が深くなる
●気分が落ち着き、リラックス。集中力を取りもどす
●免疫系の働きが安定する

【図A】
胸の緊張が強く、呼吸が浅くなると、同時に後頭骨も硬くなり、平らな感じになる。

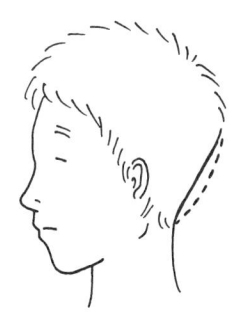

【図 A】

疲れたり、緊張しすぎて呼吸が浅くなると、後頭部は凹《くぼ》んで平べったく硬くなる。

リラックスするか、よい集中状態だと丸みがあって弾力がある感じになる。

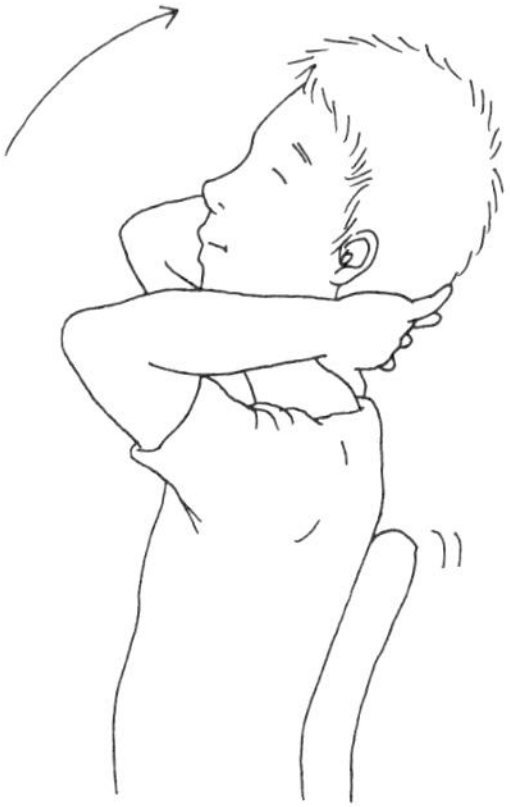

【図 B】

あるいは凹《くぼ》んだような状態になる。

後頭骨が硬く凹んでいる状態のときは同時に胸も硬く、呼吸が浅くなって「息詰まっている」。

考えも行き詰まっている（自然に頭の後ろに手を当てたくなる）。

積極的に頭の後ろの緊張をゆるめるようにすると、胸が同時にゆるんで呼吸も深くなり、気分が切り替わる。

【図B】

①椅子に寄りかかって、両手を組んで頭の後ろに当てる。

②そのまま首をぐっと後ろに反らしてから、少しだけ戻す。

③頭の後ろの皮膚が、手のひらの下のほうに少し引っ張られる感じになる。

④後頭部から首にかけてちょっと温かくなる。上背部・胸がちょっと温かくなる。腕のまわりがちょっと涼しくなる。胸の緊張も同時にゆるんで呼吸が深くなる。落ち着いて集中し直せる。

犬も猫も自分で整体シテイル。

④「あくび」は何のため？

眠くなるとあくびがでます
（もっと気持ちよくリラックスするために）
緊張したときは「生あくび」です
（やはりリラックスするために）
退屈でもあくびがでます
（ちょっと気合を入れなおすために）

リラックスしたいときも
集中したいときも

あくびはとてもきく～のです

どうせなら思い切り「あくび」です
涙がどんどん出てくるくらい

まずは首がほぐれます
眼の疲れも取れます

たくさん涙が出るほど
気持ちいいです

涙が出ると
胸がほぐれて
気が鎮まるのです

解説篇　あくびとは?

直接にゆるむのは咀嚼筋《そしゃくきん》と首のまわりの筋肉だが、リラックスは背中や胸、さらに全身に波及する。

【図A】

・緊張するとこれらの筋肉（咀嚼筋と首のまわりの筋肉）がすべて縮む。

・疲れるということは、これらの筋肉が緊張しっぱなしになり、固まってゆるみにくくなるということ。

①緊張しているときをイメージして、顎《あご》を引いて歯を食いしばってみると、咀嚼筋（側頭筋＋咬筋《こうきん》）も、首の横や後ろ側の筋肉もすべてが緊張して硬くなるのが分かる。

【図B】

②口を大きく開けてあくびをすると、咀嚼筋はストレッチされ、首の横、後ろ側の筋肉はゆるむ。

実際に首の筋肉に触ってみて比較すると、あくびの前よりもあくびの後の方が筋肉がゆるんでいるのが分かる。

顎や頸《くび》の緊張がゆるむのと同時に、鳩尾《みぞおち》や背中全体の緊張もゆるむ。

あくびとともに涙も出るとよりリラックスする。

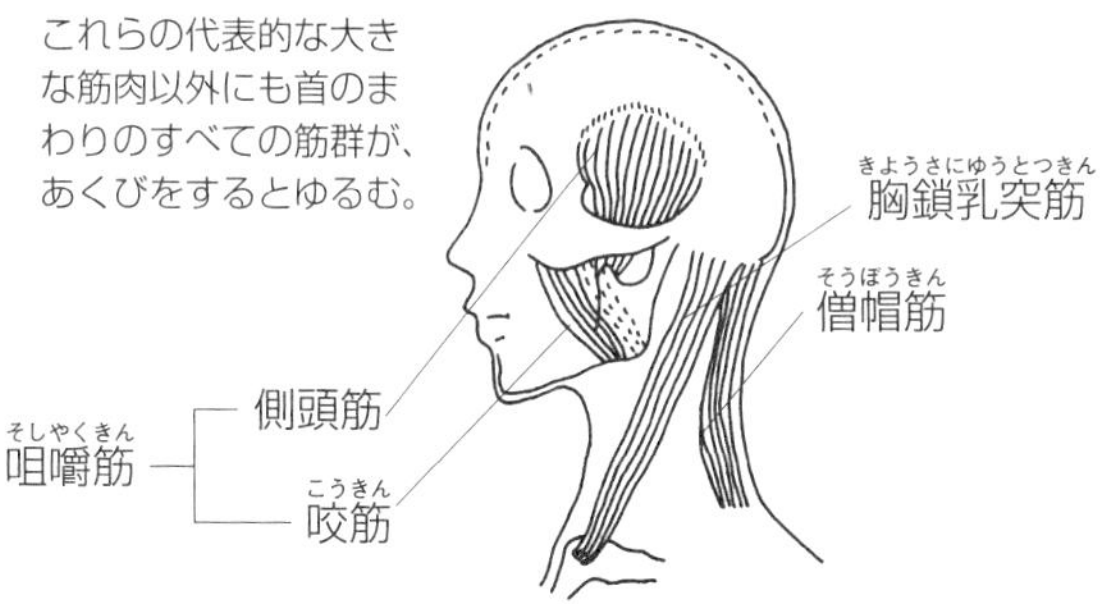
これらの代表的な大きな筋肉以外にも首のまわりのすべての筋群が、あくびをするとゆるむ。
胸鎖乳突筋《きようさにゆうとつきん》
僧帽筋《そうぼうきん》
側頭筋
咀嚼筋《そしやくきん》
咬筋《こうきん》

【図 A】

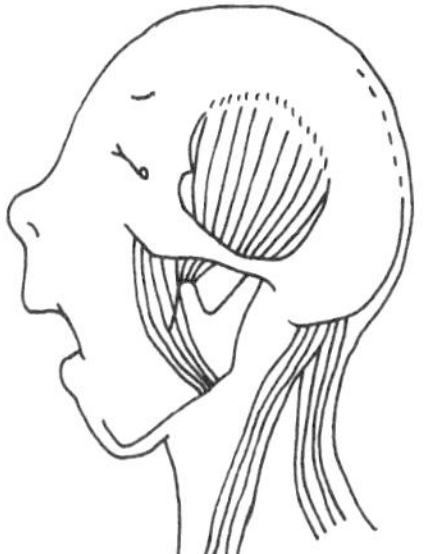

【図 B】

実技篇　あくびを出す方法

【こんなことに】
●首・頭（＝「神経」疲れ）・眼の疲れの回復
●眠りへの導入
●首や顎《あご》・肩などの余計な緊張をゆるめることにより、集中力を高める

⊙あくびの出し方

その①【図A】

①唇を閉じる方向に（鼻の下を伸ばす感じで）力を入れながら顎は反対に大きく開く方向に動かす。

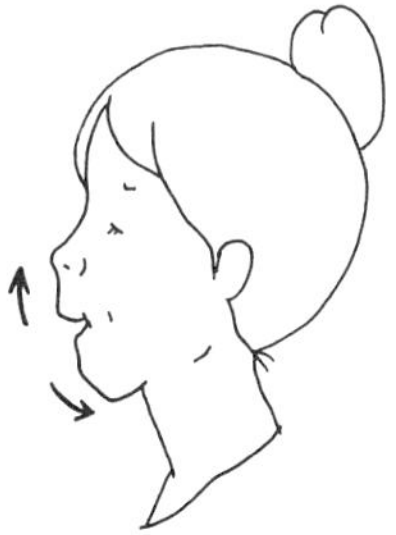

【図 A】
唇は閉じる方向に力を入れて鼻の下を伸ばすようにしながら顎を大きく開く

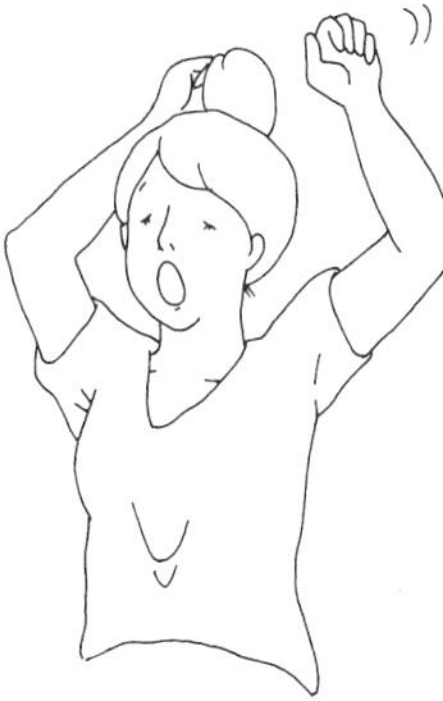

【図 B】

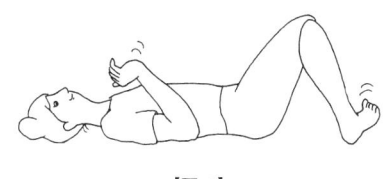

【図 C】

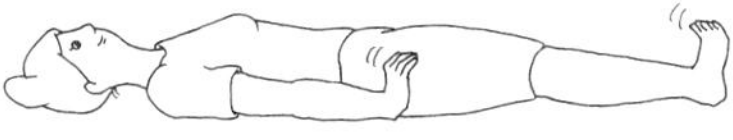

【図 D】

②あくびが自然に出たくなったら思い切りあくび。

その②

【図B】

①息を吐きながら思い切り背中を反らす＝伸びをする。

②あくびが出たくなったら思い切りあくび。

その③

【図C】

①あお向けに寝る。膝《ひざ》と肘《ひじ》を曲げ、手首・足首をぐっと反らす。

【図D】

①手首・足首を反らせたまま肘と膝を伸ばしてゆく（片足ずつでも両足でもよいし、手と足別々でもよい）。

②あくびが出たくなってきたら思い切りする。

⑤ 伸びをする

犬も猫も「伸び」をする
とても本能的動作なのです

「うー」と声を出しながら
つまりは息を吐きながら
背中を反らすのです

続けてあくびもしたくなりますね
犬も猫もやはりあくびしますね
たいへんカジュアルなリラクゼイションです

ところがあまりストレスが続いたりすると
からだが「伸び」を忘れるのです
あくびも忘れてしなくなるのです

「伸び」を忘れていませんか
もし忘れているような気がするのなら

ちょっと意識的にしてみればいい
「伸び」のまねをしてみればいい

最初は少しぎこちない感じでも
だんだん「伸び」が自然になってくる
あくびが出れば大成功

解説篇　胸椎11番とは？

【図A】
胸椎11番はだいたい肘《ひじ》と同じくらいの高さ。

【図B】
テンションが上がるとき、ストレスがかかったとき、胸椎11番（正確には棘突起《きょくとっき》部分）は上に持ち上がって胸椎10番とくっつく。

【図C】
リラックスすると元に戻る。

【図D】
疲れ切ってしまうと逆に下がって胸椎12番とくっつく（弾力も失う）。

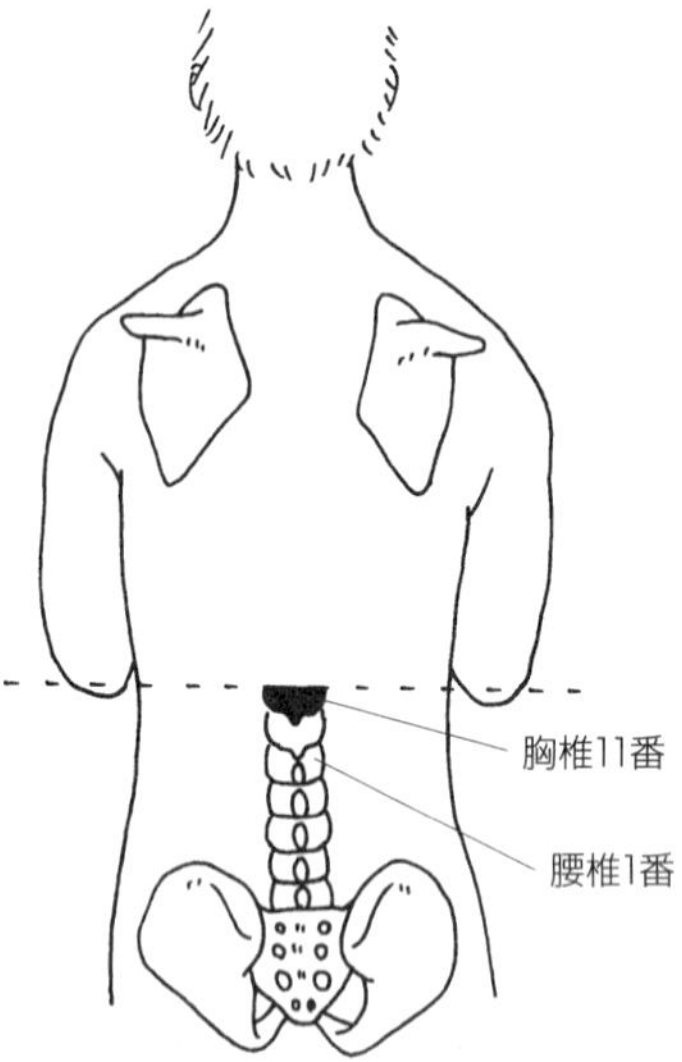

【図 A】

胸椎11番がテンションを上げる必要があるときには持ち上がり、リラックスしたいときには元に戻るという動きが自由にできる余裕のある状態＝充分な弾力を感じられる状態がよい。

胸椎11番が持ち上がったまま固まってしまうとリラックスできず、さらにもっと疲れ切って下がったまま固まってしまうと、頑張れなくなる。

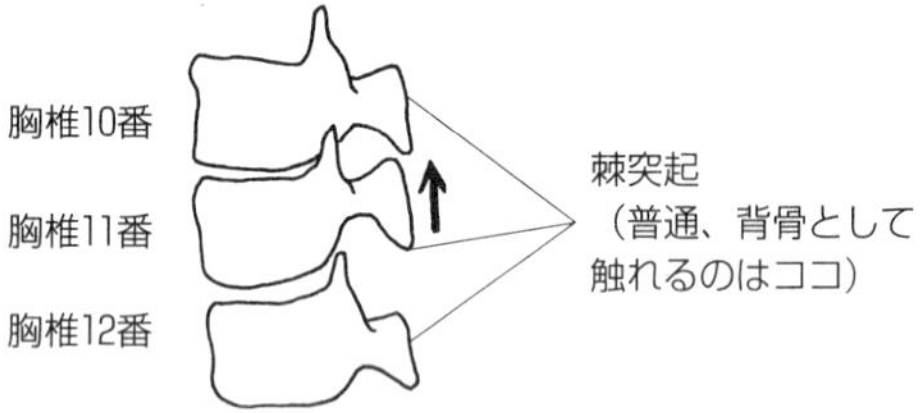
胸椎10番
胸椎11番
胸椎12番
棘突起
（普通、背骨として
触れるのはココ）

【図 B】
テンションを上げたとき

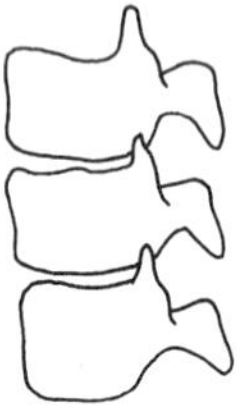

【図 C】
リラックス時
＝胸椎11番は中間的ポジション
で柔軟性あり

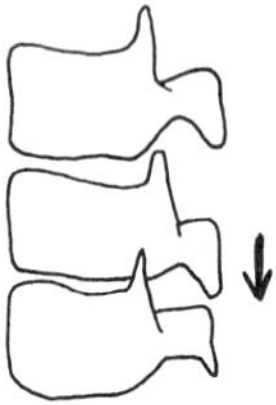

【図 D】
疲れ過ぎたとき

実技篇　伸びをする

【こんなことに】
●内分泌系（＝ホルモンの働き）の安定
●ストレスの緩和

【図A】
①息を吐きながら背中を反らす（あくびが出た場合は思い切りあくびをする）。
②息を吐ききったら、ゆっくり戻してゆく（この間呼吸は止めず数呼吸）。
③背中がちょっと温かくなる。
鳩尾《みぞおち》がちょっと温かくなる。

【図B】

①同様にして息を吐き、上体をねじりながら、背中を反らす（＝伸びをする）。

②右ねじり、左ねじりともやってみる。

③ねじる場合も反応は同様（あくびが出やすくなり鳩尾や背中が温かくなる。途中で自然な伸びの感じが出てきたら、自然な感じにまかせればよい）。

④試してみて、ねじったほうが反応がよければねじるとよい。

伸びは胸椎11番に弾力をもたらす。

頑張ったり、ストレスを受けたりすると、すぐに胸椎11番（肘《ひじ》くらいの高さにある背骨）が硬くなる。

胸椎11番は様々なホルモンのバランス（内分泌系）にも関係する。

敏感に動く必要性の高い背骨なので、常に弾力があるようにしておきたい。

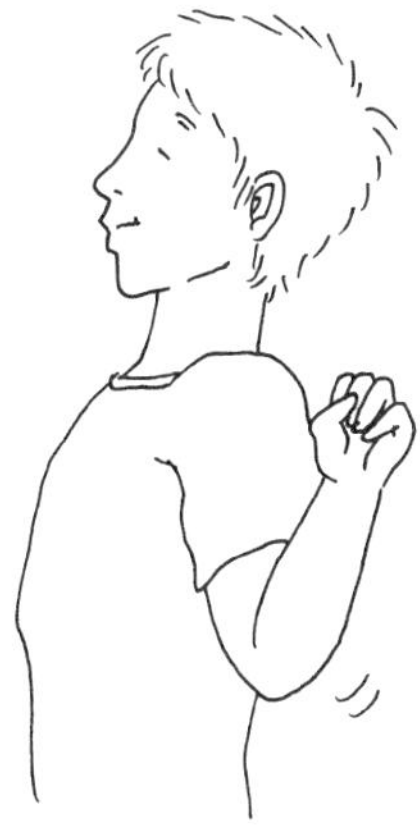

【図 A】

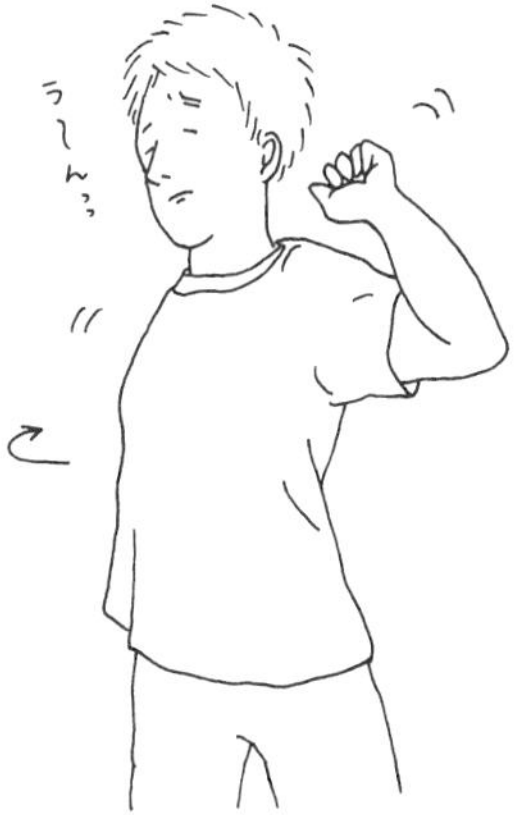

【図 B】
伸びをしながらひねりを入れてみる

⑥ ストレッチではありませんけど「脱ストレッチ」で

縮む力ばかりが能ではない。
ゆるむのも筋肉の能である。

凝り固まっているところは
伸びも縮みもできません
伸ばそうと力んでも
伸びようとはしてくれないのです
伸ばすと見せかけておいて

ゆるめるのです

〝脱ストレッチ〟です

一見ストレッチするみたいに
筋肉にちょっとフェイントをかけると
からだはハッと身構えて息が止まります

そこでフワ～っとゆるめていくと
ゆったりとした呼吸が
自然に生まれます

息と息のあいだで
ふっと
ゆるみます

脱ストレッチ

脱ストレッチの手本は「あくび」と「伸び」です。
犬や猫や馬も時々やります。
起源の古い本能的「自己整体法」です。

ストレッチのようでストレッチでない。ストレッチのように見せかけておいて（筋肉にストレッチする刺激をいったん与えておいてから）ふにゃーっとゆ〜っくり戻すと、戻してゆく間にゆるんでゆく。

最初の「ストレッチもどき」もほどほどでよい。

呼吸を止めてしまわないように注意。

力が入るとどうしても呼吸を止めてしまいやすい。息を止めたままだと効果がない。

「ストレッチもどき」の段階でまずはひと呼吸、します。それから三呼吸以上、数えながらゆっくり戻してゆきましょう。

ほんとうに**緊張がゆるむのは息と息の間《あいだ》**（吸う→吐くの間、吐く→吸うの間）だけです。緊張が強いときほど息を止めて動作しようとしてしまいがちなのですが、息を止めていると緊張はゆるまないので、**呼吸を数えるとうまく行きやすいです。**

実技篇 「脚上げ」脱ストレッチ

【こんなことに】
●骨盤・腰・背中の緊張をほぐす
●休もうとしているときはリラックスする（眠る前など）
●集中したいときは気合が入る（朝起きるときなど）

◉「タテ上げ」

【図A】

①身長くらいの長さの紐《ひも》（腰紐など）を用意する。

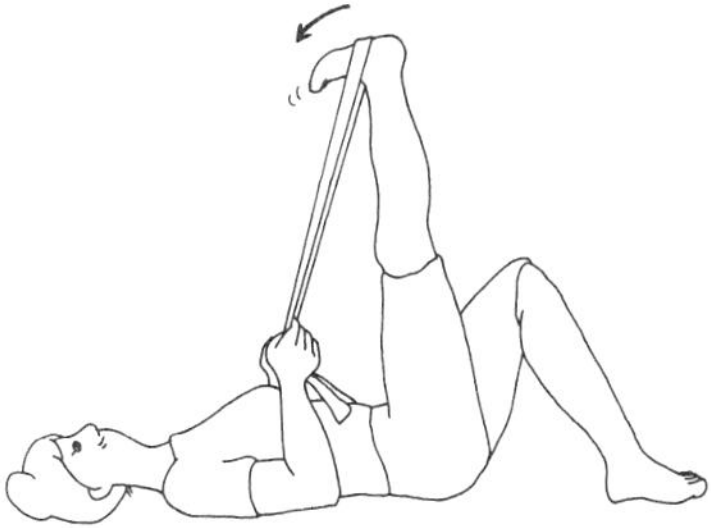

【図A】

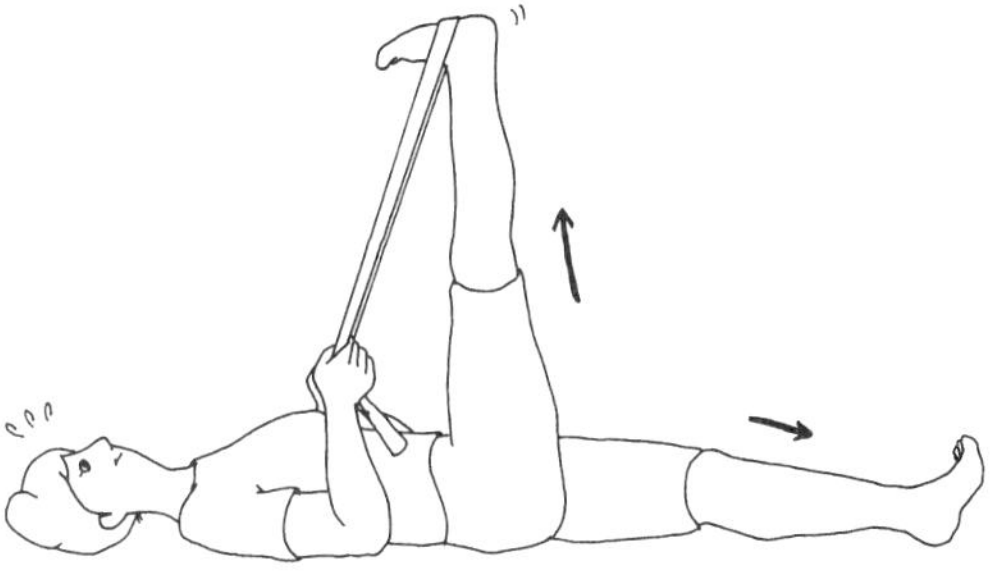

【図B】

②上げない側の脚（図では左足）は膝《ひざ》を立てておく。
③紐を（図の右足の）足のひら（「土踏まず」のあたり）に引っ掛ける。
④両手で紐を引っ張りながら脚を真っ直ぐ上に引き上げる（図の右足の膝はなるべく伸ばして）。

【図B】
①脚の後ろ側の筋肉が少し突っ張るところまで引き上げたら、持ち上げない側の脚の曲げていた膝を伸ばす。上げた側の脚の裏側の筋はこれでピンと突っ張る。
②ここでひと呼吸する。
③上げた脚をゆ〜っくり元に戻してゆく。
（戻してゆく脚を紐で引っ張って支える。お腹に力を入れないように）。
④このとき息を止めていると効果がない。
⑤戻してゆく間に自然に三回以上呼吸できるように。
⑥反対側の脚も同様に行う。

◉「ヨコ上げ」

タテ上げと上げる方向を変えて同様に。

【図C】

①上げない側の脚は膝を立てておく。

②紐を上げる方の足のひら（「土踏まず」のあたり）に引っ掛ける。

③紐で引っ張りながら脚を**ヨコ方向（斜めヨコ）に**引き上げる（膝はなるべく伸ばして）。

【図D】

①脚の後ろ側の筋肉が少し突っ張るところまで引き上げたら、上げていない側の脚の曲げていた膝を伸ばす。上げた側の脚の裏の筋はこれでピンと突っ張る。

②ここでひと呼吸する。

③引き上げた脚をゆ〜っくり元に戻してゆく。お腹を緊張させないように、紐で引っ張る力で脚を支えながら戻す。このとき息を止めていると効果がない。

④戻してゆく間に自然に三回以上呼吸できるように。

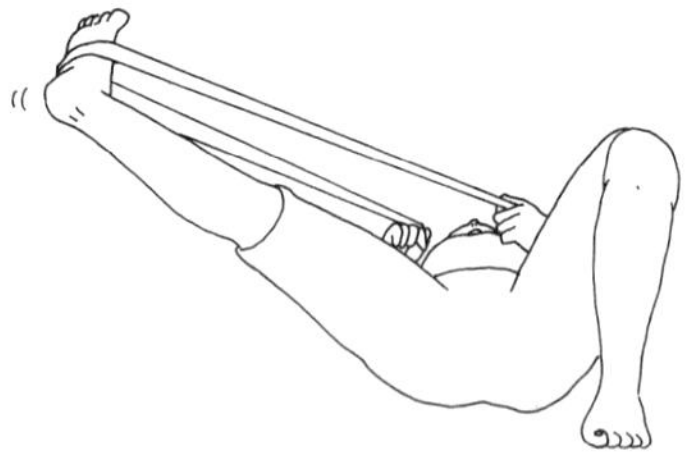

【図 C】

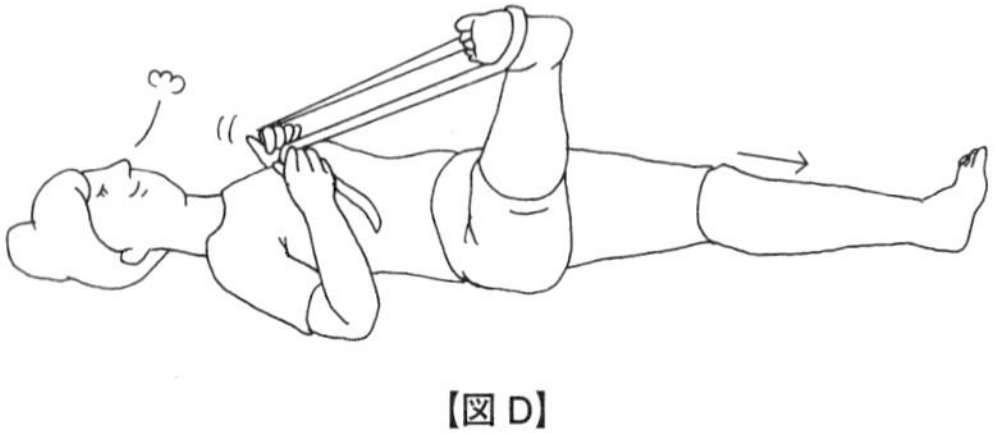

【図 D】

◎「タテ上げ」の場合も「ヨコ上げ」の場合も

・息と息の間《あいだ》（吸う↓吐くの間と、吐く↓吸うの間、特に吐く↓吸うの間がより有効）で自然にふっと脱力する。

・つまり、息を止めていると効果がない。

・大切なのは、ゆるむのはストレッチしたときではなく、戻してゆくときだということ。

・骨盤周辺の緊張がゆるんで呼吸が深くなる。

・脚の裏側の筋肉から背中の筋肉の緊張も同時にゆるむ。

・タテ上げは、腸骨の上下の動き（頭や首の緊張、リラックスに関係）、仙骨の前後の動き（胸の緊張、リラックスに関係）を良くする。

・ヨコ上げは、主に腸骨の開閉の動きを良くする。生理前には右腸骨が広がり、左腸骨が広がってくると生理が始まる。生理痛のある人は左腸骨の動きが硬いので、生理前に（三、四日前から）左脚のヨコ上げ脱ストレッチをしておくと、生理がスムーズに進む。

実技篇 手首の脱ストレッチ

【こんなときに】
●手の握る力が入らないとき（親指が腱鞘炎になりやすいとき）
●頸《くび》が張りやすいとき・眼が疲れやすいとき
【こんなことに】
●手首の緊張をゆるめると同時に、首・肩のまわりの緊張をゆるめる
●眼の疲れ・頭（「神経」）の疲れをとる

①手指の第一関節をしっかり曲げて握りこぶしを作る。【図A】
②肘を曲げ、もう一方の手でこぶしを包むように握り、手首を曲げる。【図B】

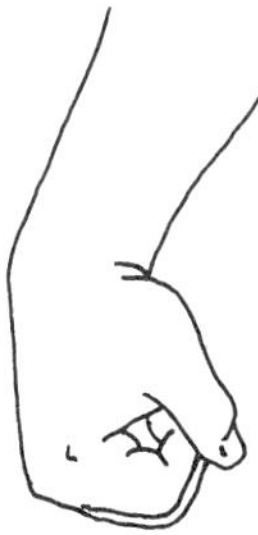

【図 A】
指の第一関節をよく曲げて指をしっかり握りこむ。親指は中に入れない。

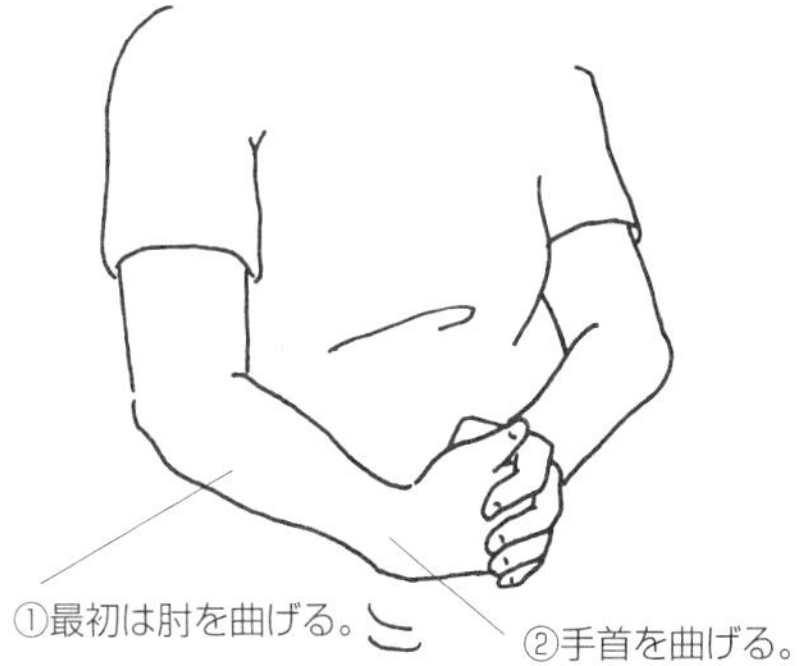

【図 B】
握ったこぶしをもう一方の手でしっかり包むように摑む。

③手首を曲げたまま曲げていた肘を伸ばしてゆく↓腕の筋肉を突っ張る（ここで一～二呼吸）。【図C】
④手首と肘をゆっくり戻しながらゆるめてゆく（この間数呼吸しながら）。
⑤首の横から肩にかけてちょっと温かくなる。鳩尾《みぞおち》もうまくいくとちょっと温かくなる。

これで結果として、首の緊張がゆるむ↓眼の疲れが取れるということになります。親指の腱鞘炎・バネ指・朝起きたときの手のしびれ・手のむくみなどにも効果あり。

⦿左の首・肩が特に張る場合
眼の奥が痛いとき、重いとき、首から頭が痛いとき

こぶしを握るときに、人差し指は曲げず、親指と中指～小指だけを握った状態で同じようにすれば、首の後ろ側から肩にかけて（僧帽筋など）の緊張がゆるむ。【図D】

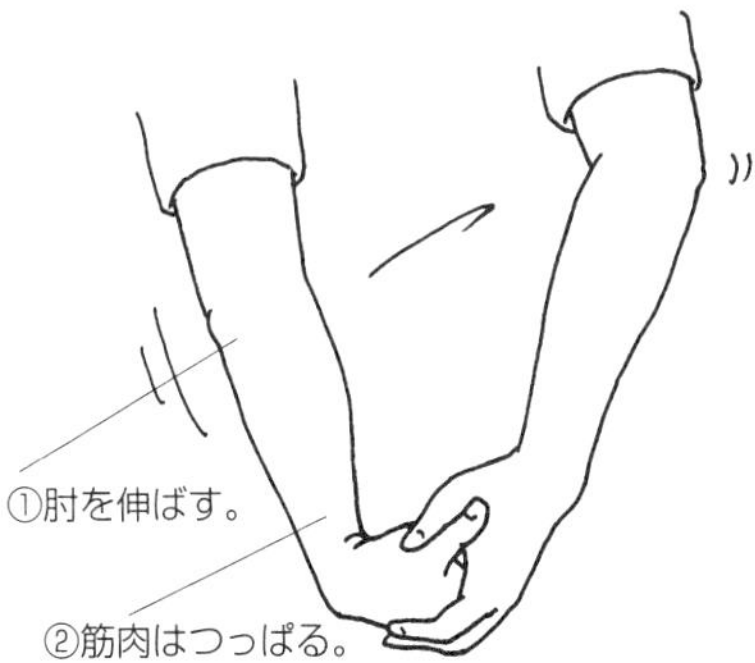

【図 C】
肘を伸ばしてぐっと突っ張る。

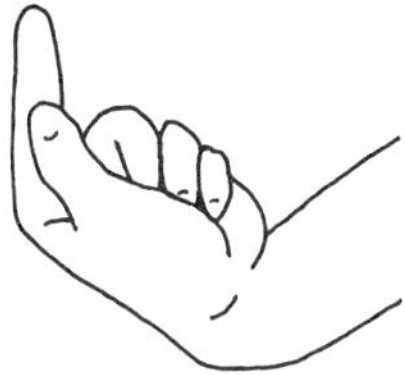

【図 D】
人差し指以外の三本の指だけを握る。

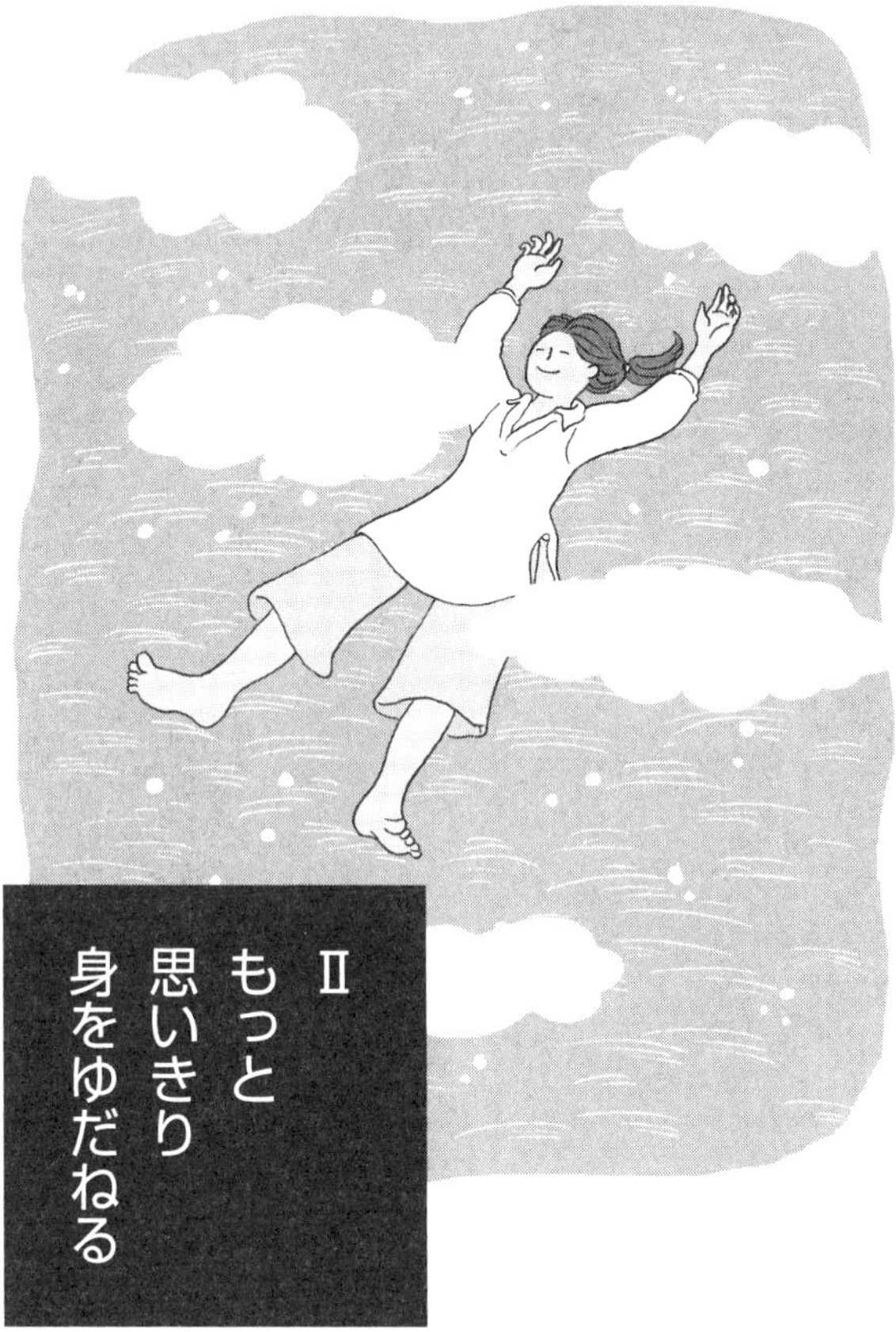

Ⅱ もっと思いきり身をゆだねる

⑦ 膝《ひざ》を抱えると

つらい時はつらさに身をゆだね、深くため息をつく。
ひと息つければ回復にむかう。

膝を抱えると
胸がゆるむ

膝を抱えていると
さびしげに見えるのはなぜ？

たとえば悲しみに身をゆだねたひとは
膝を抱えて胸をゆるめる
首もうなだれる

胸がゆるむと
悲しみがあふれ出す
重い胸のなかの塊《かたまり》が
溶けてながれる

それから膝を
ギュッと深く抱えこむと
なんだか元気
キッパリと見える

深く抱えこむと
下腹が熱くなる
気合が入る

実技篇

膝《ひざ》を抱える

【こんなときに】
●集中したいとき

【こんなことに】
●下腹（＝丹田《たんでん》）に力を集中
●骨盤を引き締める
●お腹を温め、冷えをとる

【図A】
俯《うつむ》くと、肩・腕の力が抜ける。膝を抱えると胸がゆるむ。↓呼吸が深くなる。

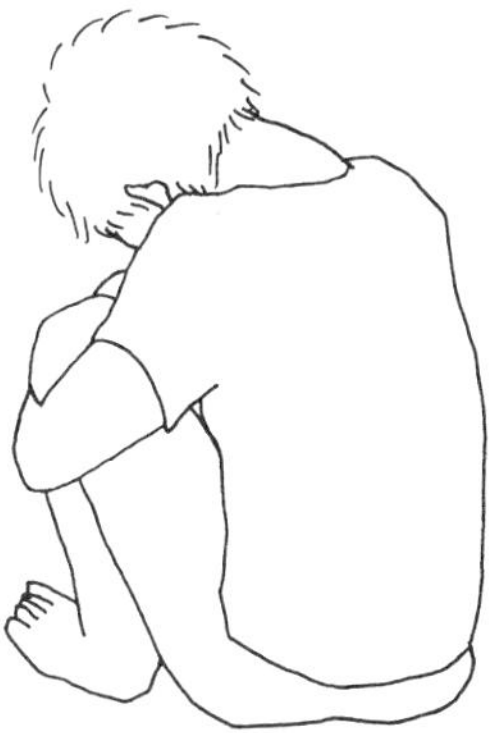

【図A】

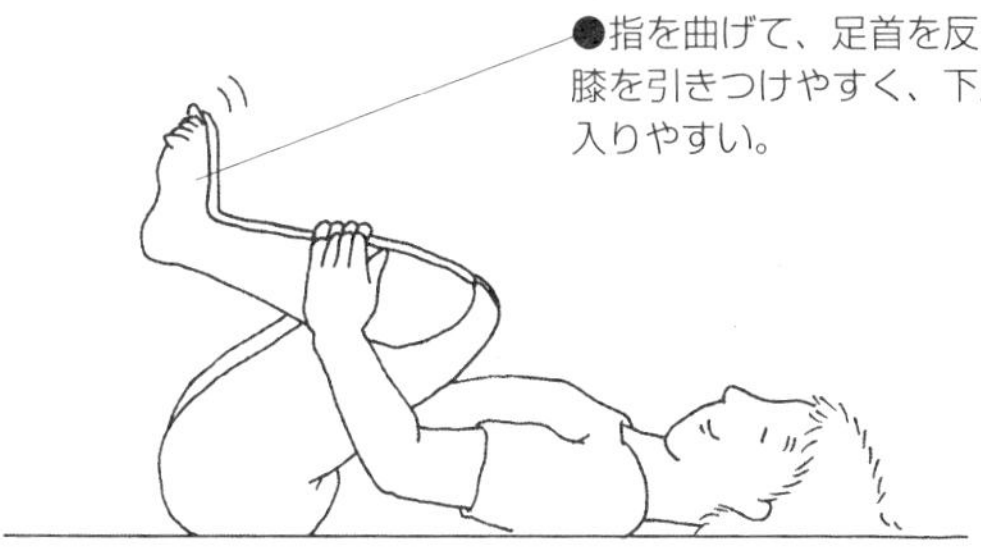
●指を曲げて、足首を反らすと、
膝を引きつけやすく、下腹に力が
入りやすい。

【図B】

【図B】

①仰向けで膝を抱えて、胸のほうに強く引きつける（足首を反らし、指を曲げておくとやりやすい）。

②まずは窮屈な姿勢になるので自然に息が止まる。

③そのまましばらく待っていると、自動的に下腹中心に大きく息をするようになる（この姿勢だと、下腹を力強く動かさないと呼吸しづらいので自然にそうなる）。

④下腹が温かくなる（下腹に力が集中する）。

⑤手を膝から腿《もも》のあたりに添えながら、膝を曲げたまま脚全体をゆっくり下ろしてゆく（この間、腰が床から浮かないようにお腹に力を入れておく）。

⑥足が床についたら、膝をゆっくり伸ばしていく。

⑧ 首をうなだれる

身心の勢いは首に表われる。

ガックリきたとき
もうダメだと思ったとき
ガックリくるのは首

首の力が抜けてしまうのです

でも無理に首をもたげなくても
いいのです

どうせなら思い切りうなだれてみる
思い切りうなだれていると

そのうちだんだんに
うなだれていることに
疲れてくるのです

知らないうちに首は
自分で首をもたげ始め
勝手に前を向くのです

解説篇

首をうなだれる

【図A】

①気合いを入れようとするとき、頑張ろうとするとき、緊張するとき、我慢するとき、顎《あご》をぐっと引いて首に力を入れる。

②高度情報化社会と言われる今日では、何事にも瞬時に反応しなければならないので、ひと時も気を抜けず、ずっとこの構えのまま固まってしまいやすい。

③時々首の力を抜いて休めたほうがいい。

【図B】

①「がっくり首を落とす」「肩を落とす」と表現される状態は、全身の力が抜けている状態です。

②首の力を抜いてガクッと前に曲げていると、首だけでなく全身の力が抜けてしまう。

③試しにやってみると分かる。首を前に落とし、首の力を抜いたままでは、身体のど

こにも力が入らない。

④だからがっくりと来てしまったようなときにも、この体勢に自然になるのです。

⑤自然に力が抜けているということは「お休み状態」＝「休みたい体勢」に入っているということ。

⑥中途半端に頑張り続けるよりも、積極的にお休み体勢をとったほうが、かえって再生復活に向かいやすい。

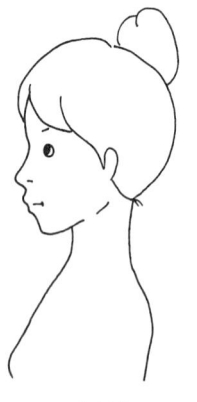

【図A】

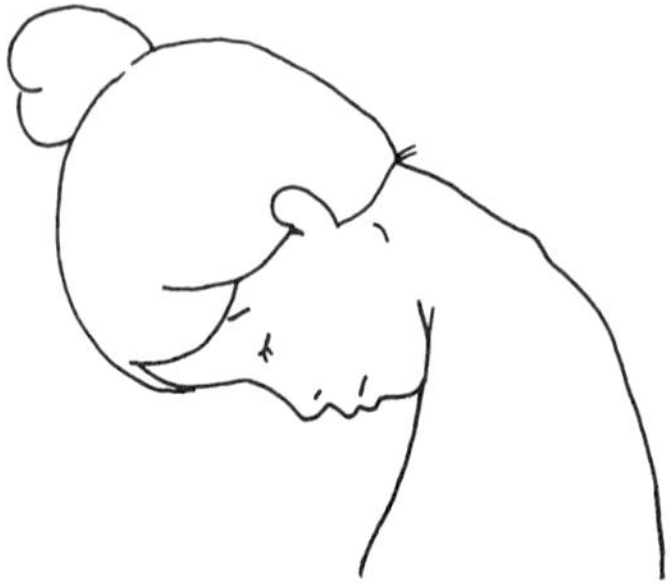

【図B】

⑨ うなだれながら腹の底を覗く

苦しい時間は重く永遠に感じる。
「もうダメだ」と思うとき、底を打つ。
一日がなんとなく過ぎたらもう軽くなってきている。
「最高」な時間はあっという間に過ぎる。

首をうなだれると
目線は腹の底に向いています
腹の底に垂線を下ろすようにして
腹の底を覗き込みます
腹の底には骨盤という井戸があります

「ガックリ」していると
そこは「絶望の淵」のようでもあり
「涸《か》れ井戸」のようでもあります

でもじっと覗き込んでいると
井戸の底のまた底に
水脈を感じるのです

じっと待っていると
そこからじわじわと
そして沸々《ふつふつ》と
何かが
勝手に湧き上がってくるのです

そこには
なんの理由も根拠もありませんが
何がしかの
希望
意欲
といったものの
源泉がいつもたしかに
あるのです

実技篇

うながら腹の底＝骨盤の底を見る
——どん底からの回復

【こんなときに】
●どん底だと思うとき

【こんなことに】
●身心の膠着《こうちゃく》状態＝骨盤底部の硬直を解いて次のステップへ動けるようにする

無理に首を上げて前を向こうとすると、かえって力が湧いてこない。腹の底から力が湧いてくるには、文字通り腹の底を積極的に覗きながら待つのがよい。

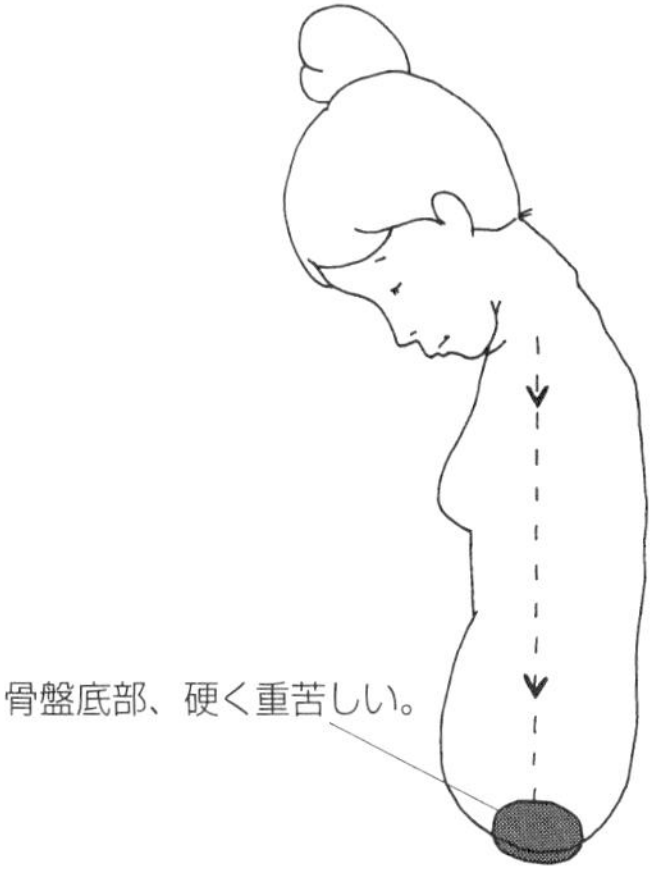
骨盤底部、硬く重苦しい。

【図A】
ガックリ

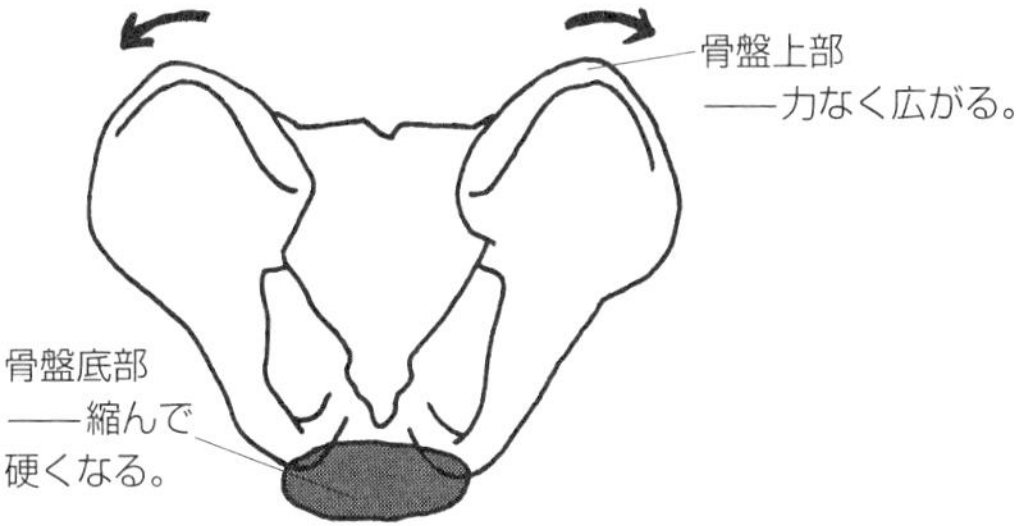
骨盤上部
——力なく広がる。
骨盤底部
——縮んで
硬くなる。

【図B】

・頑張ったのにうまくいかず、ガックリ来たとき。【図A】
・骨盤の上部は力が抜けて広がり、骨盤の底部は頑張っていたときの緊張がすぐには抜けず、後悔や口惜しさもその緊張と一体となって残っている。【図B】

①うなだれていると腹の底を眺めている目線になる。
②そこであきらめて（＝開き直って）むしろ積極的に腹の底を眺めていると、〝骨盤の底の塊《かたまり》〟が溶けてゆるむ。【図A】
・ただし、集中しすぎるとかえって固まる。何となく井戸の底か壺《つぼ》の底をのぞきこんでいるくらいの感じがよい。目線が下向きなだけでもリラックスできる。
・ゆるみ切ると底から何かが湧いてくる感じがする。【図C】
・骨盤の底がゆるんで弾力が戻ってくると気持ちが切り替わる。
・骨盤底部の硬直がゆるむと、骨盤上部が縮む（＝集中する）力が自然に出てくる。

【図D】

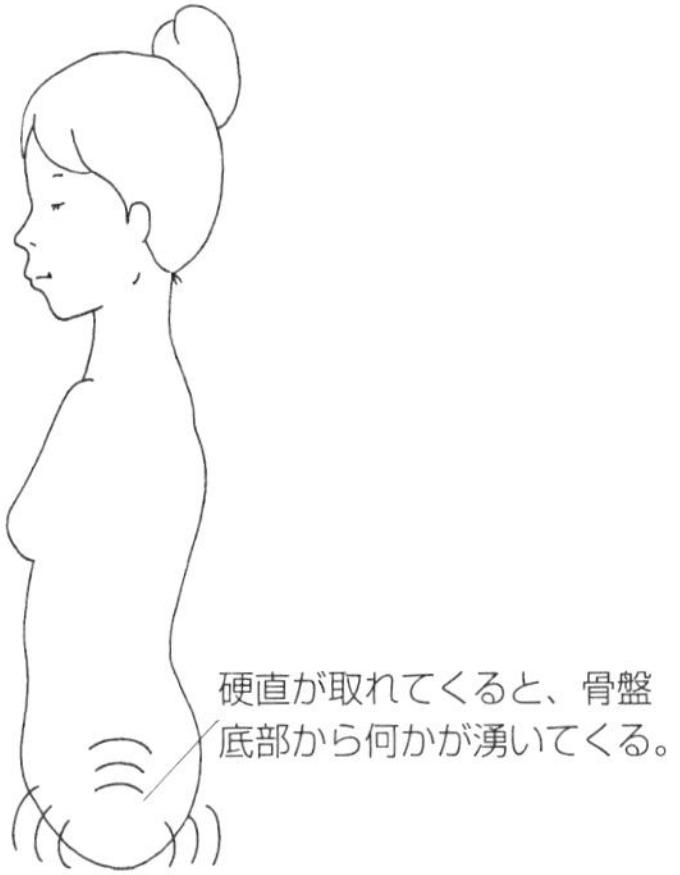
硬直が取れてくると、骨盤
底部から何かが湧いてくる。

【図C】
復活!!

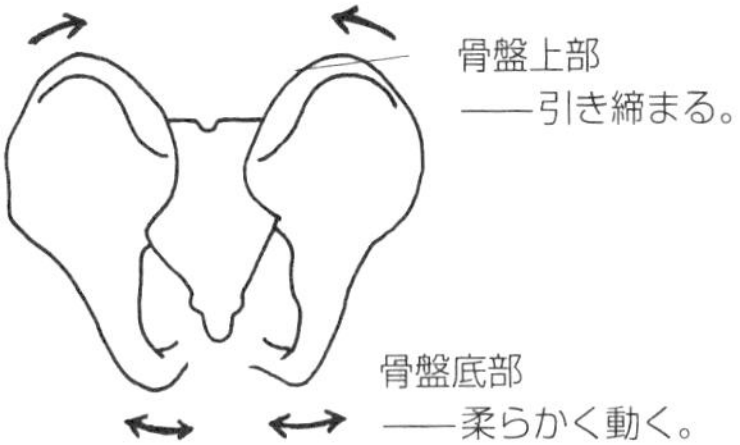
骨盤上部
——引き締まる。
骨盤底部
——柔らかく動く。

【図D】
骨盤の底部がいったんゆるんで弾力を取り戻すと、骨盤の上部も縮みやすくなる＝下腹の力が回復する。

⑩「締まって行こう！」脇腹

脇腹の力が抜けると意味なくイラつくが、
義憤や反骨は逆に脇腹の力を高める。

かったるいとき　だるいとき
やたらムカつく時　イライラする時
　脚がむくみっぽいとき
　脚がだるくて眠れないとき
やたらに寝返りを打つとき

途中で何度か目覚めてしまうとき（若いのに！）
　朝起きたときが
　「イチバン疲レテイル」気がするとき
座っているだけで腰が重くなるとき
休みの日が「余計ニ疲レル」とき
臍《へそ》のまわりがぽっこり出っ張っていることに
気がついたとき
脇腹をつまんでみて
「ヤバイ」と思ったとき
まだ大丈夫

脇腹がやる気がないだけなのです
脇腹のご機嫌を
取り戻せばいいのです
意地とやる気は……脇腹に宿る

解説・実技篇

脇腹引き締め

【こんなときに】
●足腰がだるいとき・朝起きたときに疲れを感じるとき
●臍《へそ》のあたりがポッコリ出っ張っているとき・食べ過ぎやすいとき
●ウエストがたるんでいるとき
●睡眠途中で眼が覚めやすいとき・イライラするとき

【こんなことに】
●脇腹の筋肉に力が入りやすくする
●胃腸の動きをよくする
●腰を軽くする

◉解説

ひとつの姿勢を維持するためには、身体が微妙に揺れ動きながらバランスをとるほうが疲れない。その要《かなめ》になるのがお臍の真裏あたりの腰椎3番。【図A】それを支えるのが脇腹の力。

たとえば仕事で緊張しながら長時間同じ姿勢（立ちっぱなし・座りっぱなし）を続けていると、この腰椎3番の動きがだんだん鈍くなり硬くなってくる。

そうすると腰・背中・首、と全体的に筋肉が張ってくる。同時に姿勢を支える脇腹の筋肉は逆に力が抜け（手でつかむとゆるんでふにゃふにゃ）、また同時に胃腸の動きが鈍くなってお臍のまわりが張り、「ポッコリお腹」になる。【図B】

イライラしたり、甘いものが欲しくなる。

食べ過ぎやすくなる。

頭がボーっとする。

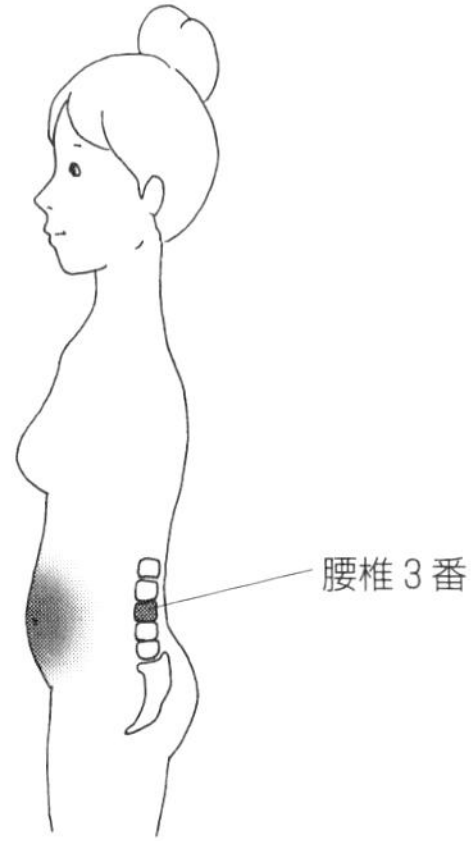
腰椎３番

【図Ａ】

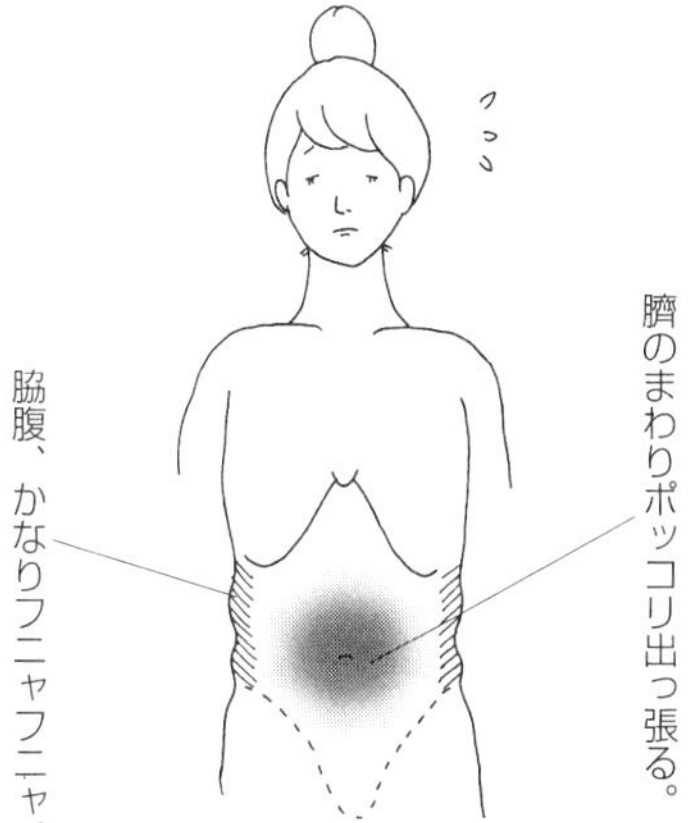
脇腹、かなりフニャフニャ。
臍のまわりポッコリ出っ張る。

【図Ｂ】

◉実技

①脇腹をつかんで、息を吸いながら左右に軽く引っ張る。
②息を吐きながらつかんでいる手の力を抜いてゆく。【図C】
③繰り返しているとお腹が温かくなってくる。
④胃腸の動きが良くなり、気分が落ち着く。
⑤脇腹が引き締まり、腰が軽くなる。（腰椎3番の動きが良くなる）
⑥（一八一頁、微妙運動3参照）

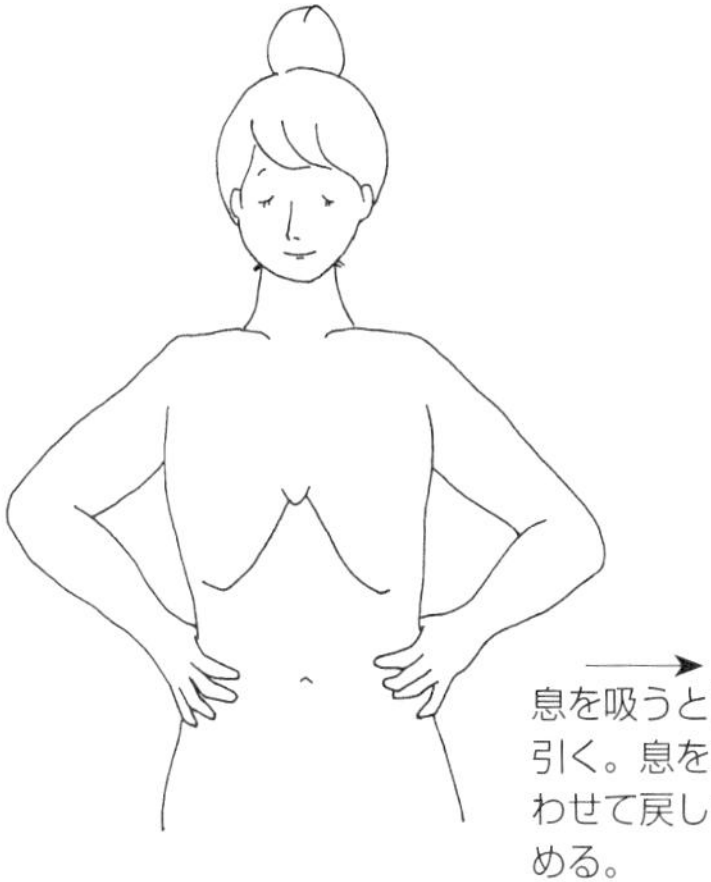
息を吸うと同時に横に
引く。息を吐くのに合
わせて戻しながらゆる
める。

【図C】

⑪「首を傾《かし》げる」とき

身体が教えてくれる違和感には
よく耳を傾けた方がいい。

ちょっと待てよ
なんか変
　なんか分からないけど
納得いかない
飲み込めない
　そういうときは誰だって
　首を傾げる
首を傾げることはちょっと待つこと

飲み込むことを躊躇《ためら》うこと
首を傾げることは
耳を傾けること
よく吟味すること
全身で聴いて感じ取ること
嫌なものをムリに飲み込んでしまえば
首は硬くなってしまいます
そうすると勘が鈍るのです
　時々ちょっと首を傾けてゆるめる
静かに

またはボーッとしながら
待つ

お腹の底から
何かが湧いてくる

時には
何かが降りてくる

解説・実技篇　首を傾げるとき

◉解説

疑問を感じるとき

・「首を傾げる」とは疑問に感じるということの表現だが、首を緊張させた状態で首を傾ける動作が疑問を感じる意識と連動している。

・「首をひねる」ともいう。

首に力を入れたまま横に傾けると実際にものを飲み込みにくくなる。

・さらに顎《あご》の先を鎖骨にぐっと近づけるような感じで首をねじれば、もっと飲み込みにくくなる（実際に試してみれば分かるでしょう）。

よく聴こうとするとき

・もう一つ首を傾ける場合がある――それは「耳を傾ける」とき。
・よく聴こうとするとき、よく味わおうとするとき、首の力を抜いて少し首を傾ける。
・力を抜いて軽く首を横に傾けると、頸椎4番・胸椎4番・腰椎2番と連動して鳩尾《みぞおち》周辺の緊張がゆるみ、胃腸の動きがよくなる。
・感情が和《なご》み、共感が生まれやすくなる。
・首の左右の傾きの中心になる頸椎4番をゆるめておくと、人との間の緊張もゆるみやすくなる。
・頸椎4番は耳の働きにも関係しているので、めまいや耳鳴りも和らぐ。

◉実技

【こんなことに】
●頸椎4番を弾力ある状態にして、耳を傾け共感しやすいコンディションにする。同時に微妙な違和感をしっかり感じ取れるようにして、直感を磨く
●めまい・耳鳴りを改善する

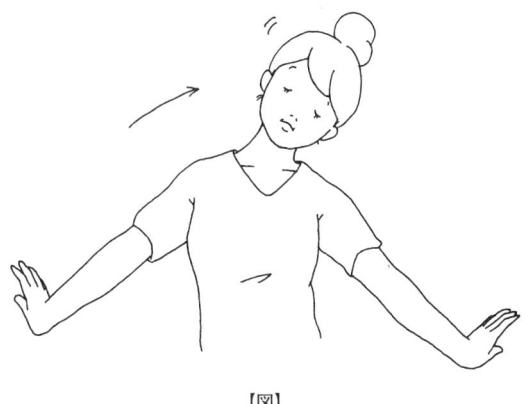

【図】
つっぱる感じ

●肩の上のこりを楽にする

【図】

①両手を横に広げて手首を反らす。
②首を横に大きく傾けてゆく。
③首がつっぱるところまでいったら、そのまま二~三呼吸する。
④首をすご~くゆっくり元に戻してゆく(この間五~六呼吸数える)。同時に両手首もゆるめていく。
⑤この間息を止めないことが大切。
⑥鳩尾がちょっと温かくなる。
　肩の上がちょっと涼しくなる。
⑦反対方向も同様にする。
⑧耳鳴りがある場合は首を俯《うつむ》き気味にしてやるとよい。

⑫ 両手を合わせること＝祈り

間に生まれるもの。
両手の間にゆるやかにひろがる
世界と自分。

手を合わせてみる

手のひらはコントロールの意思の端末

犬だって手のひらを向けて人が近づけば
警戒する
手の甲を見せられれば

安心する

手のひらを向かい合わせれば
ふたつの手が響きあい
コントロールの意思は
溶けてゆく

ひとに対しても
自分に対しても
コントロールの意思がほどける

頭をたれる
胸がゆるむ
身構えがほどける

大きな流れに身をまかせて脱力する
周りの世界やひととの間に
なにかが通じ始める
安心がここに棲む

実技篇　両手を向かい合わせる

【こんなときに】
●気を鎮めて落ち着きたいとき
【こんなことに】
●胸の緊張をゆるめて不安をやわらげる
●自律神経系・免疫系の働きの安定化（ストレスやアレルギーをやわらげる）

【図A】
①両手を胸の前で向かい合わせる。
②手のひらで呼吸をするようにイメージする。

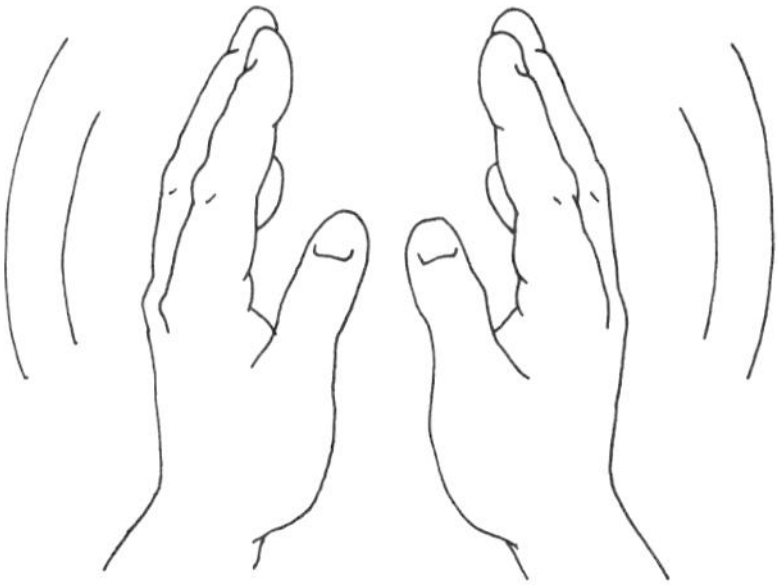

【図A】

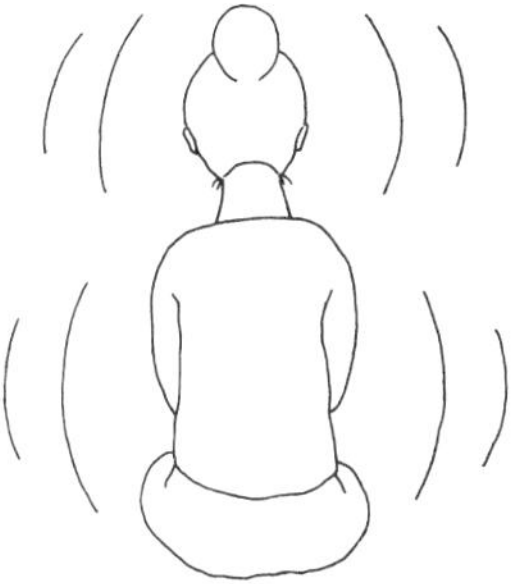

【図B】

③両手のひらのあいだが自然に広がったり縮んだり（感覚的には膨らんだり縮んだり）するようになる。
④手のひらと同時に手の甲の側でも呼吸するようにイメージする。

【図B】

⑤その（手の呼吸の）感覚を全身の皮膚にひろげて、全身の皮膚で呼吸するようにイメージする。
⑥全身が一つの袋のようになって膨らんだり縮んだりするようになる。
⑦落ち着く。
⑧目線をお腹の底に向けるともっと落ち着く。
（一生懸命イメージしすぎないほうがよい。なんとなくというくらいの感じで自然にイメージできるとよい）。

⑬ 踵《かかと》で息をしてみる

不安なとき
落ち着かないとき
何かに追われているような
気がするとき
何かを忘れているような
気がするとき

踵が落チ着キのもとナノダ。

別に何の理由も
あるわけではないのです

ただ踵がちゃんと地に着いて
いないだけなのです

地に足が着かない
「浮き足立ち」なのです

踵から息を吸い込んで
足の裏から吐いてみる

踵の感覚が甦ると
ほっとします

実技篇

踵で息をする
全身＝全心のリラックス

【こんなことに】
●リラックスの基本
●自律神経系・免疫系の安定
●安心感・落ち着きを得る

・緊張するとつま先に力が入る。
・ストレスが続くとつま先に力が入りっ放しになって、リラックスできなくなる。

【図A〜C】
①膝《ひざ》を立ててあお向けに寝る。

②踵から息を吸うようにイメージするとつま先の緊張がゆるむ。足の裏の湧泉《ゆうせん》のあたり、または足裏全体から息を吐くようにイメージすると、もっとリラックスする。【図B】

③手足がジーンとしながらゆるんでゆく感じがする。首がゆるんで気持ちよくなる。ときには盆の窪《くぼ》（後頭の下、くぼんでいるところ）のあたりがとくにクラッとするような気持ちよさを感じる。

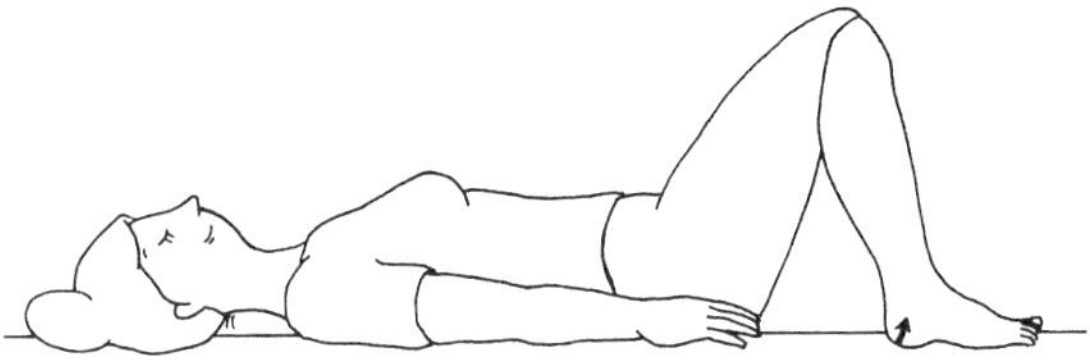

【図A】

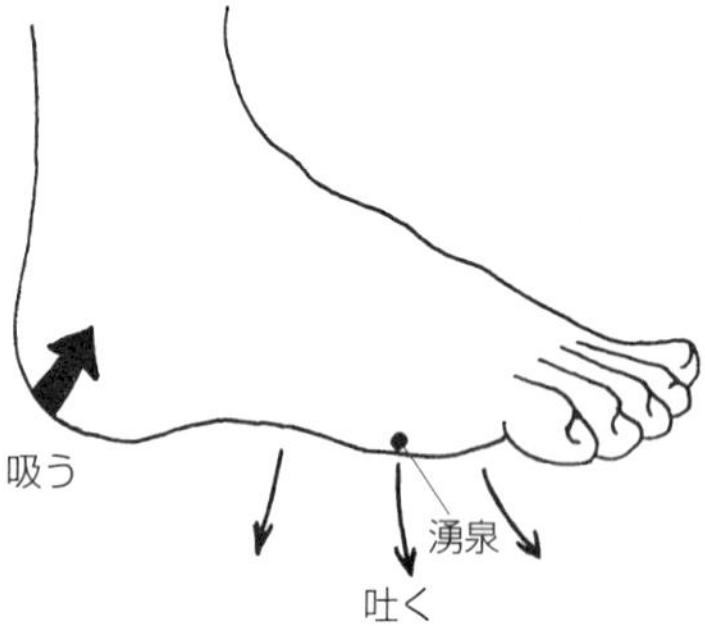

【図B】

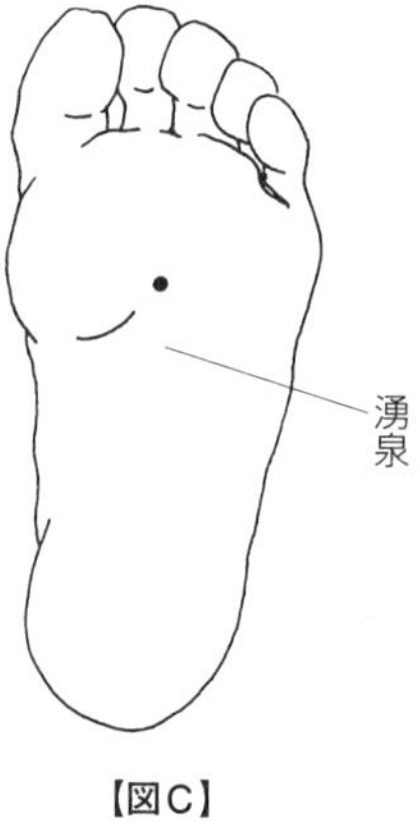

【図C】

元気とは、思い切り脱力して
思い切り集中できること。

⑭「うらめしや〜」の脱力

四谷怪談のお岩さんは
なぜあの手つきで
「うらめしや〜」なのだ?

幽霊が力んでいては変です
力が抜けて
重力がない
漂《ただよ》っている感じが

「うらめしや〜」なのだ

あの恰好が要するに
いちばん力が抜けた
「脱力スタイル」なのです

どうしても肩の力が抜けないひと
ストレスがたまっているひと
「うらめしや〜」でどうですか

⑮「ガッツポーズ」の集中

ボクサーのファイティングポーズ
勝利のガッツポーズ
外科医のオペ直前ポーズ
激突時用の防御ポーズ
ロダン「考える人」の考えポーズ

脇をしめると
腹にグッとちからが集まる
ショックに耐える

集中を高めるちからが
みなぎるのです

実技篇　「うらめし」と「ガッツ」

【こんなときに】
●緊張しすぎて「上がってしまう」ようなとき
●余分な興奮を鎮めたいとき・集中したいとき

【こんなことに】
●胸椎11番に弾力をつけて、ストレスに適応しやすくする
●余分な興奮を鎮める
●集中力を高める

肘《ひじ》を曲げてみる

①肘を曲げ、手のひらを下に向けて手首を曲げて脱力した場合（うらめし＝脱力系）【図A】と、手のひらを手前に向け、胸に近づけた場合（気合系）【図B】と比較してみる。

②肘の内側が胸の脇に楽にくっつきやすい方を選ぶ（身体の選択に任せる）。どちらか分からない場合は好きな方でよい。

上体をどちらか楽な方に少しねじると、よりうまくいきやすい。

③脇にくっついている肘の内側がちょっと温かくなる。

鳩尾《みぞおち》がちょっと温かくなる（同時に鳩尾の裏側あたりの背中もちょっと温かくなる）。

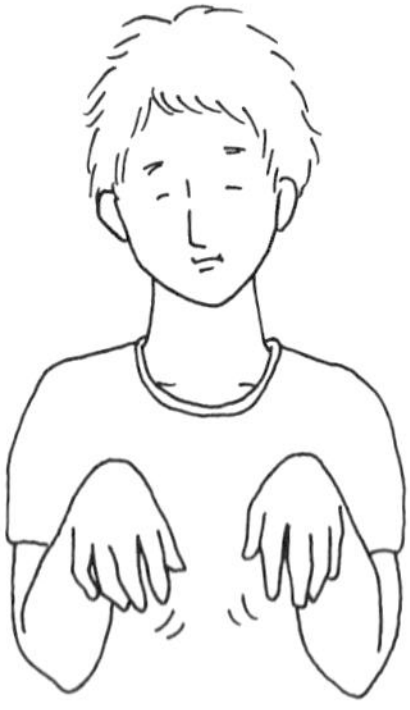

【図A】
うらめし＝脱力系

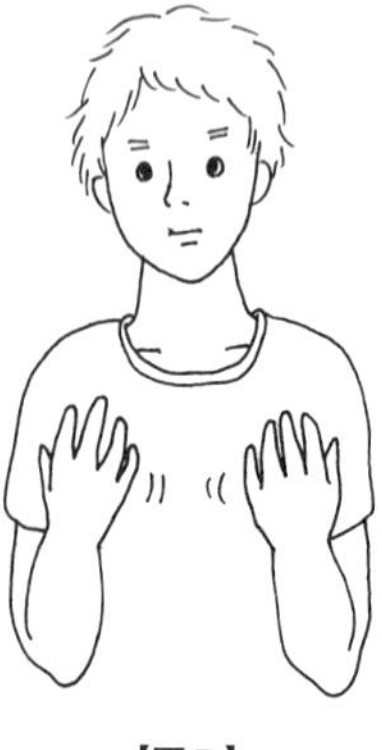

【図B】
気合系

⑯　頬杖をつく

頭が疲れたら
頬杖をつく
眼が疲れたら
頬杖をつく
もう何も考えられなくなったら
頬杖をついてみる

首の強さは頭のクール。
首のしなやかさは頭のやわらかさ。

顎を上げ
天を仰ぎ
とりあえずギブアップの体勢です

頬杖をついていると
固まっていた首が
ゆるむのです

首のロックが外れると
満タンになった頭のダムから
一気に放流が始まる

ボーっと頬杖をついているうちに
知らずに時が過ぎていたら
新しい気分になっているのです

解説・実技篇

頬杖をつく

【こんなときに】
●頭の疲れを取りたいとき
●首の疲れを取りたいとき

【こんなことに】
●首の筋肉の緊張をゆるめて、頭の疲れ・眼の疲れを取れやすくする

◉解説

・緊張しているときは顎《あご》を引いて首の筋肉をぐっと縮める。【図A】

・特に神経を使ったり、眼を酷使したりしたときは、首の筋肉も同時に緊張しっ放しになる。

◉実技

①顔を上に向ける（首を反らす）と、首の後ろ側の筋肉も首の横側の筋肉もゆるむ。

②頰杖をついて、頭の重みを手に預けるともっとゆるむ。【図B】

③積極的に頰杖をついてみる。

④自然に大きなため息のような呼吸をしたくなる。

⑤あくびをしたくなったら思い切りすると、もっと首の緊張がゆるんでリラックスする。

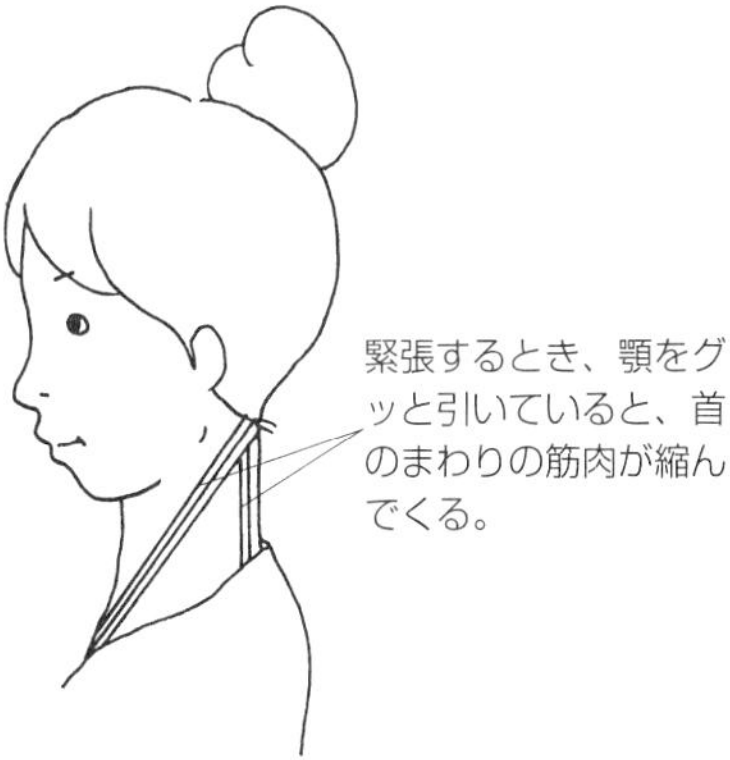
緊張するとき、顎をグッと引いていると、首のまわりの筋肉が縮んでくる。

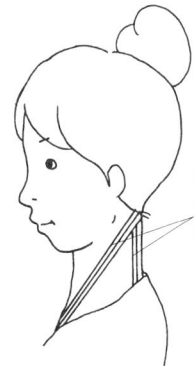

【図A】

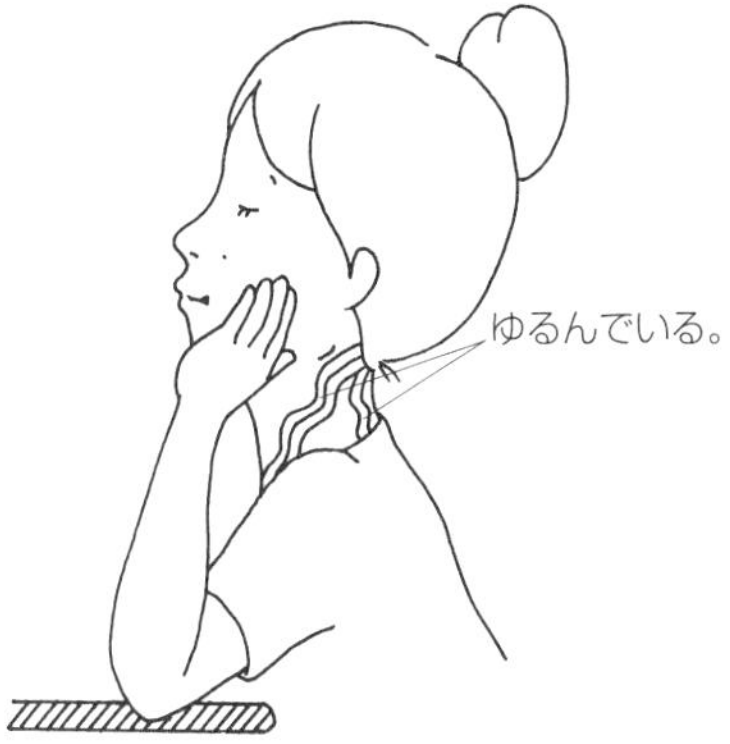
ゆるんでいる。

【図B】

解説・実技篇

集中しているときの頬杖

【こんなときに】
●雑念を払いたいとき
●ひとつのことに集中してじっくり考えたいとき

【こんなことに】
●首の筋肉の余計な緊張をゆるめて、最も集中して考えやすい体勢になる
●頭・眼の疲れを取る（前項の「頬杖」と比べて、より気持ちいい方を選べばよい）

◉解説

・同じ頬杖でも顎を引いているときの頬杖は集中して考えているときの姿勢。
・このときは頭の重みすべてを手の上には載せていない。
・むしろ集中するために顎を引く姿勢をしやすいように、手で軽く押して補助している。
・これによって、首の筋肉の過緊張のために考えが煮詰まってしまうことを防いでいる。
・緊張の中にリラックスを持ち込み、余分な緊張を解くことによって、よりよく集中しようとする構えになる。

◉実技

【図】

①頬杖をついたまま、力が入らないように親指と人差し指で軽く支える感じ。顎の位

置を少しずつ左右に動かしてみると、手が触れているところが温かく感じやすい角度がある。つまり、顎の位置を微妙に調整することで、触れている顎とそのまわりが温かくなる。

②しばらくそのままの姿勢でいると首がちょっと温かくなり、さらに肩の上や前頭部がちょっと涼しくなる。

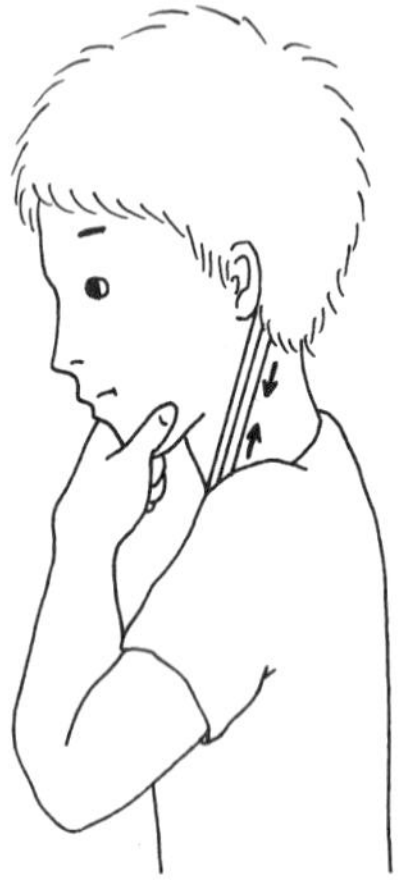

【図】

⑰「腕組み」ってよくない態度？

ちょっと偉そうに見える姿勢でも、
本当はただリラックスしたいだけナノダ。

「腕組み」はなんとなく
評判よくないですね

「偉そう」とか
「ひとを拒む」しぐさとか
よく言われています

ほんとうはただ

胸がゆるむ姿勢なのです
呼吸がちょっと深くなって
落ち着くのです

人に対して緊張しているとき
リラックスしようと腕を組む

ちょっと無理に
平静を装おうとして
腕を組むと
かえって威張って見えたりするのです

もともと

気を落ち着けたいとき

じっくり考えたいとき

腕を組むのです

腕組み

【こんなときに】
●ストレスによる興奮を鎮めたいとき（曲池《きょくち》）

【こんなことに】
●消化器の働きをよくする（上腹部反応点）
●免疫系（アレルギー反応など）の働きの安定（胸部反応点）
●内分泌系（ホルモン）の働きを安定させる（曲池）
●肩・肩胛骨《けんこうこつ》まわりの緊張をゆるめる（手三里）

【図A】

①腕組みの姿勢そのものが、緊張して縮んでいる胸を少し余計に縮める恰好になる。それによって、無理に胸を張って広げるよりも、かえって胸の緊張がゆるみやすくなるという効果がある。
②腕組みの姿勢で手が触れる肘《ひじ》のまわりには敏感な反応ポイントが集まっているので、それぞれにふわっと触れることで身体の反応を活性化することができる。

【図B】

〈**①胸部反応点**〉
・胸の真ん中がちょっと温かくなり肩の上がちょっと涼しくなる。
・胸の緊張をゆるめ、気分を落ち着かせる（肩先の重さ、疲れをとる）。
・免疫反応を最適化する（アレルギーや過剰な炎症反応を鎮める）。

〈**②上腹部反応点**〉
・鳩尾《みぞおち》周辺の緊張がゆるむ（リラックスする）。
・消化器の働きがよくなる。肩の上のこりを楽にする。

〈③曲池〉

・鳩尾がちょっと温かくなる。

・胸椎11番の過剰反応・緊張・興奮を鎮める＝内分泌系（ホルモンバランス）の安定・ストレスの緩和。

〈④手三里〉

・首の付け根〜上背部がちょっと温かくなる。

・肩の上がちょっと涼しくなる。

・肩のまわりの緊張をゆるめ、胸を広がりやすくし、呼吸を深くする。

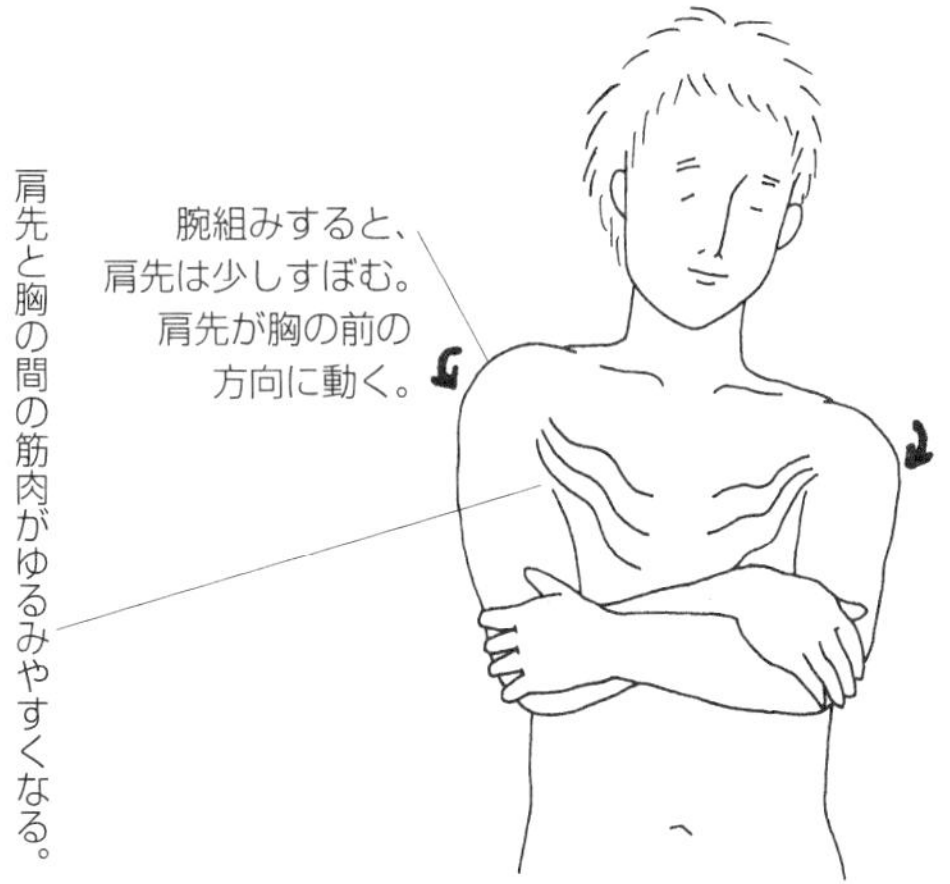
腕組みすると、
肩先は少しすぼむ。
肩先が胸の前の
方向に動く。
肩先と胸の間の筋肉がゆるみやすくなる。

【図A】

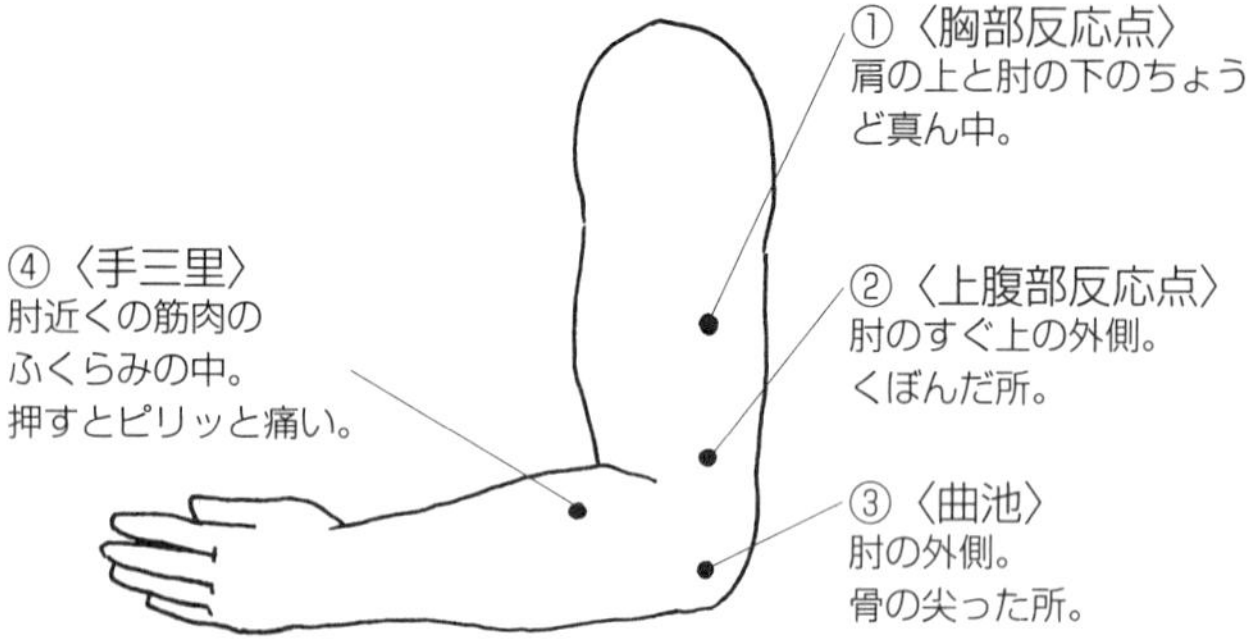
①〈胸部反応点〉
肩の上と肘の下のちょうど真ん中。
②〈上腹部反応点〉
肘のすぐ上の外側。くぼんだ所。
③〈曲池〉
肘の外側。骨の尖った所。
④〈手三里〉
肘近くの筋肉のふくらみの中。押すとピリッと痛い。

【図B】

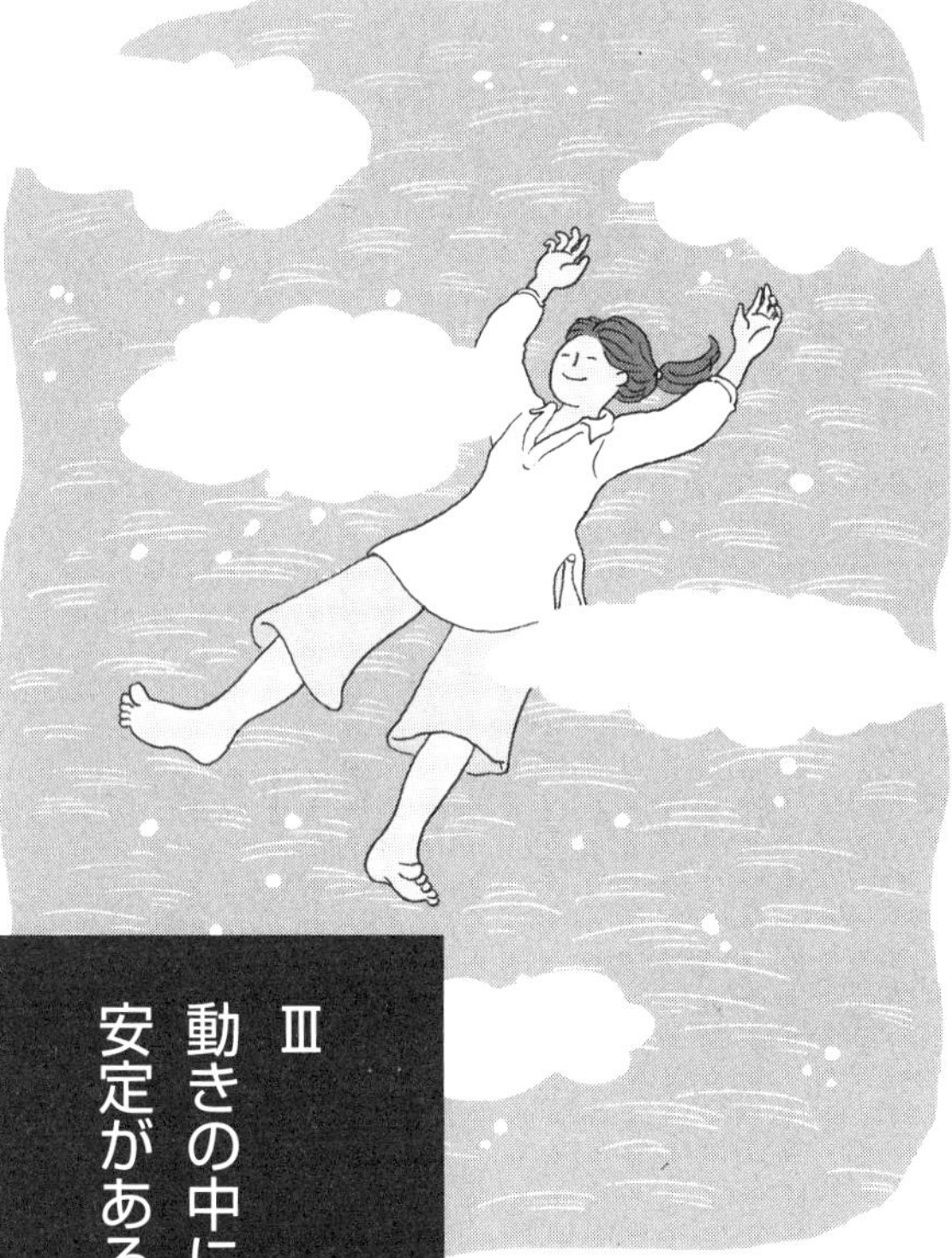

Ⅲ 動きの中に安定がある

⑱ 貧乏ゆすりで

「打撃の神様」川上哲治
「貧乏ゆすり」も有名でした
長嶋茂雄も貧乏ゆすり
しかも落ち着きのない動作
手塚治虫も貧乏ゆすり
貧乏ゆすりは

落ち着きないしぐさは落ち着こうとするしぐさ。

集中のサインなのです
遠慮は要りません

ただしわざとやっても
あまり効果はありません

身体が勝手に動くのが
いいのです

集中は
身体が勝手にするのがいいのです

身体の中から
勝手に湧き上がってくるのですから
ただ押さえつけさえしなければいいのです

女子も憚《はばか》ることはありません
行け！　「貧乏ゆすり」

解説篇　貧乏ゆすり

「貧乏ゆすり」には二種類ある。

【図A】上下方向

・脚を上下方向に揺する動作は、落ち着かないとき、イライラするときに気を落ち着かせようとするもの。
・歩き回りながら、考えたり、気を落ち着かせようとするのと同じ。
・前のめり気味の肩に力が入りすぎている緊張感を、前向きに動くのと同じ動作を脚にさせることでゆるめる。
・結果として下腹に力が入りやすくなり、落ち着いて集中しやすくなる。
・呼吸に連動する仙骨の前後運動を滑らかにして呼吸を深くする。

【図B】水平方向

・水平方向に膝《ひざ》を開閉する動きは、骨盤——特に腸骨の余分な緊張をゆるめ、呼吸に連動する腸骨の開閉運動を滑らかに、力強くする。

・結果として骨盤が引き締まり、下腹に力が集まりやすくなる＝集中力が高まる。

※また普通「貧乏ゆすり」とは呼ばないが、ずっと同じ姿勢で集中していると、身体が前後や左右に微妙に揺れるように動くことがある。二〇〇八年の将棋名人戦の対局シーン（テレビ放映）の中で、緊迫した局面で羽生善治、森内俊之がそれぞれ前後あるいは左右に「揺れて」いた。そういうゆらぎ的な微妙な動きも、余分な緊張をゆるめて集中を高めるためのものです。

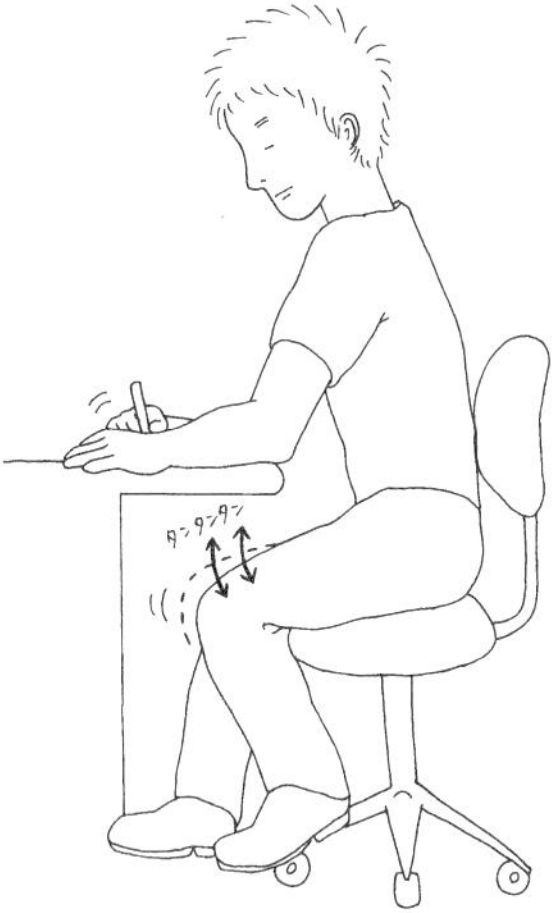

【図 A】
上下方向

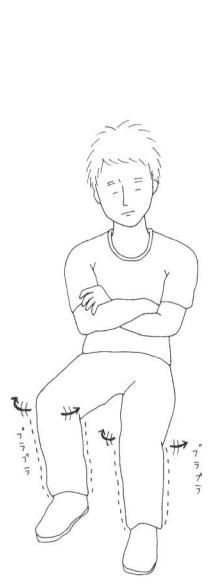

【図 B】
水平方向

⑲「原始の歩き」は落ち着く

こどもの歩きは見習うべきものが多い。

赤ちゃんのヨチヨチ歩き
「大魔神」歩き
ゴジラの歩き
操り人形の歩き
チンパンジーの歩き
長い棒を水平に持った
綱渡りの歩き
デコボコ道の歩き
山歩きの歩き

小学生の学校帰りのダラダラ歩き
チャップリンの「貧乏紳士」の歩き

スティービー・ワンダーの
左右に揺れる体のリズム

みんないわゆるひとつの
ナンバ歩きであります

この中から
好きな動きを選んで
真似してみると

ちょっと落ち着く

解説・実技篇

原始の歩き

【こんなときに】
●身心を安定させたいとき
【こんなことに】
●大地をしっかり踏みしめるような安定した体勢になる＝気分が落ち着く

・赤ちゃんのヨチヨチ歩きを赤ちゃんになりきってイメージしてみる。【図A】
・歩くときに姿勢のバランスの安定を優先すると、左右に重心移動する動きが大きくなる。

・山道のように道が凸凹で険しい所を歩くと、自然に左右運動の大きな（＝ナンバ的な）歩き方になる。
・子供は学校帰りなどテンションが下がっていこうとするときに、自然にそういう歩き方になることが多い。【図B】
・完全に片方の足に体重移動すると、バランスを安定させるために足の内側寄りに自然に体重をかけるようになり、脚全体の内側にも力が入るので、下腹（＝丹田《たんでん》）にも力が入りやすくなる。
・姿勢のバランスもとりやすいが、心のバランスもとりやすくなり、リラックスする。
・ゴジラの着ぐるみを着て歩くことをイメージしてみると、ノッシノッシと歩く感じはやはり左右に完全な体重移動をしています。【図C】
・チャップリンの多くの映画に登場する有名なキャラクター「放浪紳士チャーリー」の歩きは、モダンな「前向き」でスピード感のある歩き方の緊張を脱力するパフォーマンス。映画『モダン・タイムス』のラストシーン、放浪紳士チャーリーの旅立ちの後ろ姿は、モダンという時代への批判そのもの。【図D】
・サッカーなどのフェイントの動きも、直線的な縦（＝前）への動きを脱力する左右系のナンバ的動き。ジダン（サッカー）の「マルセイユ・ルーレット」も身体をねじらずにドアのように回転するナンバ的動きであり、相対するプレーヤーもその瞬間、脱力してしまうのだ。

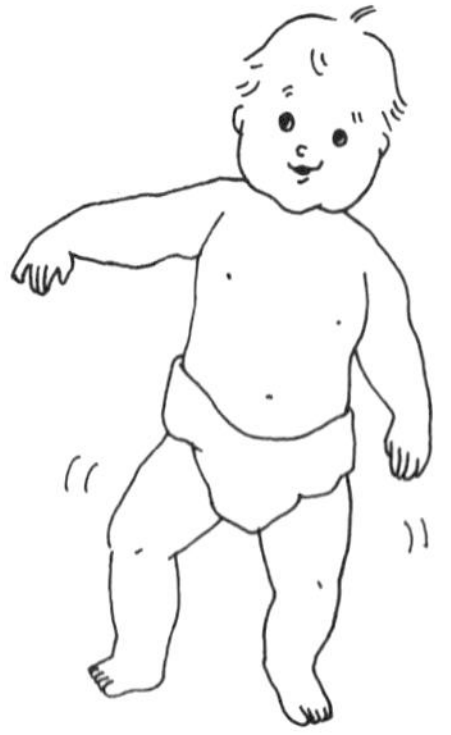

【図 A】
赤ちゃんのヨチヨチ歩き

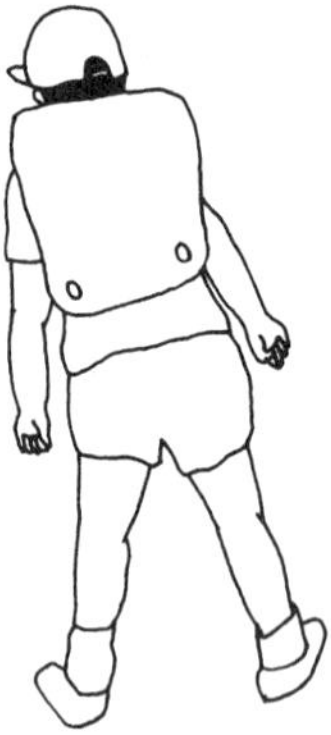

【図 B】
小学一年生の学校帰りだらだら歩き

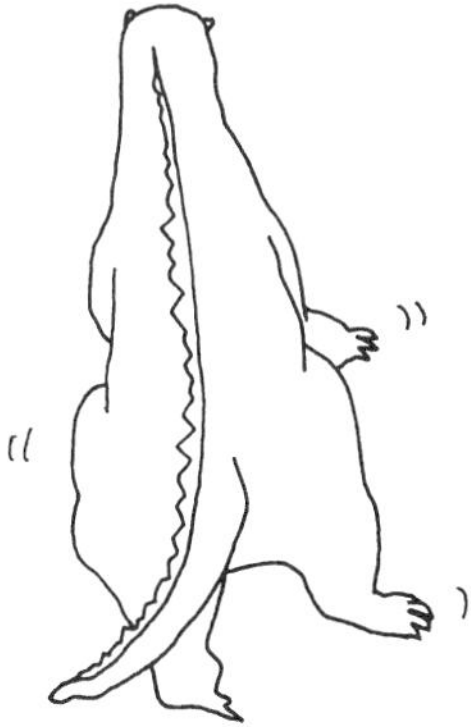

【図 C】
ゴジラの着ぐるみノシノシ歩き

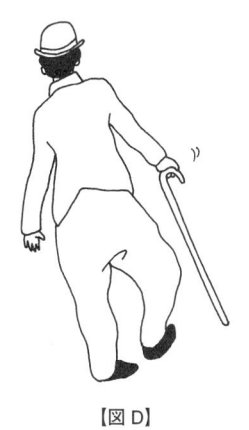

【図 D】
チャップリンの放浪紳士歩き

心地よさは身体の微妙なゆらぎの中にある。

⑳「微妙運動」です

呼吸に合わせて
身体を微妙に微妙に揺さぶって
固まってしまっているところをほどきます

カタマリがほどけてくると
そこは温かくなります

ホッとします
気持ちいいです
気持ちよくなることが大事です

それで気持ちよく深く眠れます
深く眠れれば疲れが取れます
自然に元気が出てきます

微妙運動

身体はじっと動かないでいるときも、大きく動いているときも、姿勢のバランスをとる微妙な動きがその中にあります。

身体は常に置かれた状況に応じて、気をゆるめたり、気を引き締めたりというような心の構えを変えます。同時に、身体そのものの身構えを変えながら身心の安定を保っています。

姿勢のバランスをとる微妙な動きが柔らかさを失って鈍くなってしまうと、動きがギクシャクし、疲れやすく、呼吸も浅くなります。

結果として眠りも浅くなり、身心の疲れが抜けにくい悪循環になってしまいます。

特に身体の微妙なバランスをとる動きの要《かなめ》になるところが腰です。腰椎をそれぞれに微妙に動かしてやることで、自在なバランスをとる動きを回復するのが**微妙運動**です。機械でたとえれば油を差す作業のようなものです。

微妙運動の第一の肝《きも》になるのは、その名の示すとおり、**動きは微妙で小さいほどよい**ということです。

逆に、要となる部分の動きがしなやかさを失っていると、動きを小さくしようとしても小さくできず、どうしても大きな動きになってしまうわけです。

次に大切なのは、**呼吸に合わせて動かす**ということです（ただし、合わせようとしすぎると逆に緊張してしまうので、だいたいな感じで）。

これはどのメソッドでもそうですが、呼吸の呼と吸（吐くから吸う）、吸と呼（吸うから吐く）の間に身体はゆるむからです。

通常のリラックス時では、息を吐くときの方が体はリラックスしやすいのですが、疲れすぎていたり、緊張が強すぎていたりすると、逆に息を吐くときの動作の方が余計に力が入ってギクシャクしやすくなります。そういう場合は吐く息を長めに（普通の倍くらいに）してやると、まず、吸う息のときの動きがよりリラックスし、さらに続けていると吐くほうの動きもリラックスしてきます。

動きに合わせて呼吸をする感じでなく、呼吸につられて自然に動きが起きる感じになるとたいへん良いです。

五つの微妙運動は、それぞれに対応する腰椎（1番から5番）にしっかり焦点を当てて少しずつ揺さぶるような動きになっています。それぞれの動きの中心になる腰椎が柔らかくなめらかに動き始めると、それに連動して骨盤や背骨（胸椎や頸椎）に微妙な動きの波が伝わってゆきます。

結果として呼吸の動きを滑らかにし、呼吸が自然に深くゆったりとしてきます。同時に深い呼吸が身体全体をさらにリラックスさせる好循環が生まれます。

実技篇　微妙運動1（腰椎1番の微妙運動）

【こんなときに】
●のぼせているとき・頭が痛いとき・眼が疲れているとき
●アトピーや花粉症等のアレルギー傾向があるとき

【こんな人に】
●寝つきの悪い人・夢ばかり見て眠りが浅い気がする人・「万歳」して寝たくなる人向け。

【こんなことに】
●首から頭にかけての緊張をゆるめる
●腰では腰椎1番の弾力を取り戻す

【図A】
①仰向けに寝て膝《ひざ》を立てる。
②息を吸いながら腰を少し反らす。

【図B】
③息を吐きながら反らした腰を元に戻す。
④呼吸ごとに繰り返しながら腰の動きをだんだんより小さく微妙にしてゆく。できれば一センチ以内に（呼吸は鼻から吸って鼻から吐く）。
⑤背中がちょっと温かくなってくる。脚（特に膝から下）がちょっと涼しくなってくる。

⦿微妙運動の後にさらにもっとリラックスするために

【図C】
①仰向けに寝て、足首（アキレス腱）のあたりを中心に座布団くらいの厚さのクッションなどを敷いて、足先が少し持ち上がった状態にする（これだけで首の緊張がゆ

るむ）。このまましばらく静かにしているだけでよい。
②脚（特に膝から下）がちょっと涼しくなる。

●吸いながら反らし、吐きながら下ろす。反らす動きをなるべく小さくしてゆく。

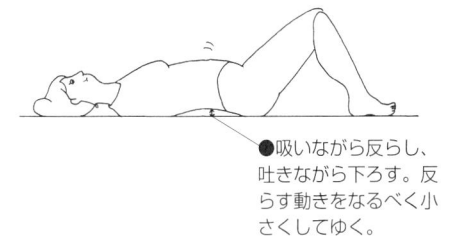

【図A】

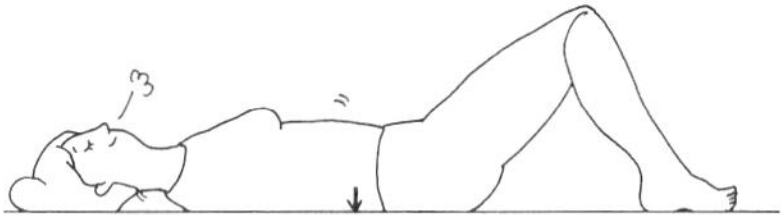

【図B】

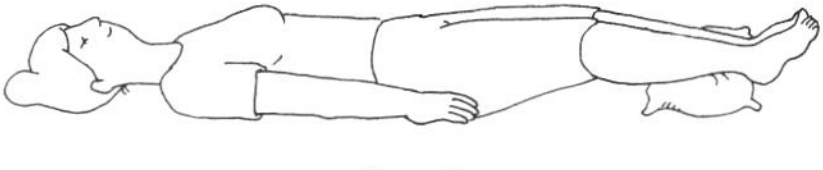

【図C】
首と腰椎1番の脱力姿勢

実技篇

微妙運動2（腰椎2番の微妙運動）

【こんな人に】
●肩（特に肩の上＝首と肩先の中間）が凝る人・柔らかいソファなどに座っていると立ち上がるときに腰が重い人・腰が伸びない人・就寝中鼾《いびき》が激しく途中で息が止まりやすい人

【こんなことに】
●上腹部（肋骨のすぐ下の辺り）の緊張をゆるめ、消化器の働きをよくする。腰では腰椎2番の弾力を取り戻す

【図A】

①仰向けに寝て両膝を立てる。

②息を吸いながら片方のつま先を少し持ち上げる（踵《かかと》は床につけたまま）。

③息を吐きながら持ち上げたつま先を元に戻す。

④もう片方も同様にする（以後交互に）。

⑤つま先の動きはだんだん小さくできるだけ微妙にしてゆく（できれば数ミリ程度まで小さく）。

⑥背中の真ん中（鳩尾《みぞおち》の裏側）のあたりがちょっと温かくなる。

◉よりリラックスするために

【図B】

①仰向けに寝て片方の脚を横に開く。

②首も同じ側に傾ける（顔は横に向けず上向きのまま）。全体に身体の側面が突っ張らない程度に（全体としてバナナのような恰好になる）。

③背中がちょっと温かくなる。

④曲げた体の外側の側面（伸ばした側）全体がちょっと涼しくなる。

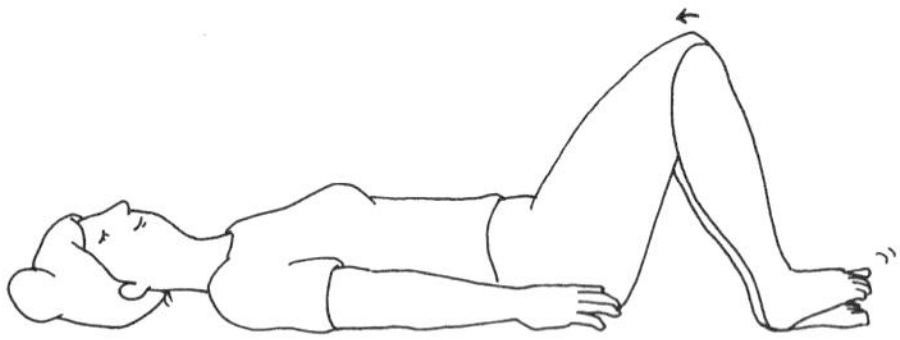

【図A】

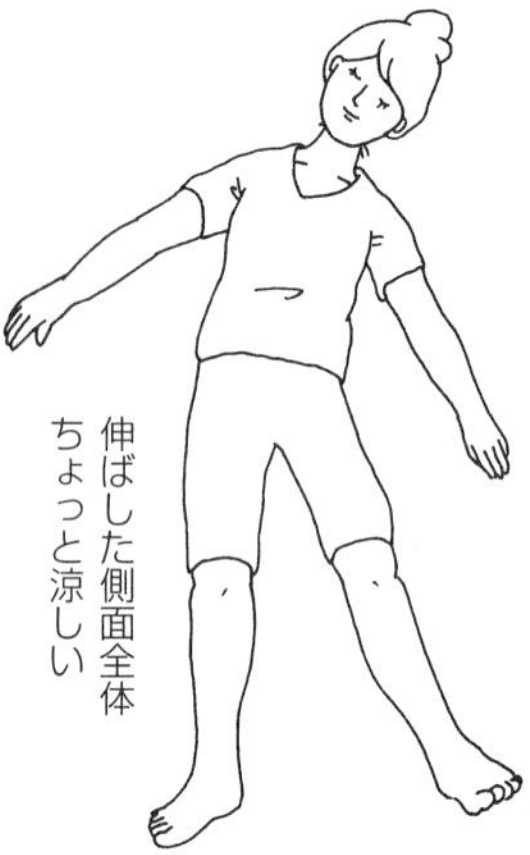

【図B】

実技篇　微妙運動3（腰椎3番の微妙運動）

【こんな人に】

●じっとしていると、座っていても立っていても腰や背中が張ってくる人・左肩から後頭部にかけて張りやすく、痛くなる人

●睡眠途中で眼が覚めやすい人・脚がだるくて眠れない人

●朝起きたときに、寝る前より余計に疲れていて、背中や腰が張る感じの人に

【こんなことに】

●腰椎3番を中心とするねじりの動きを柔らかくする

●泌尿器の働きをよくする

●脇腹を引き締める

●胃腸の動きをよくして臍《へそ》のまわりのお腹の張りをとる

【図A】

①仰向けに寝て膝《ひざ》を立てる（つま先の下にクッションなどを敷き、つま先を少し上げておくとよりやりやすい）。
②臍の下あたりに手を軽くのせておく。
③呼吸に合わせて膝を左右に少しずつ動かす（吸う息で左、吐く息で右、と吸う息で右、吐く息で左、の二方向あるがやりやすい方からやればよい）。
④動きをだんだん小さくしてゆく（できれば数ミリくらいの感じに）。
⑤腰（臍の裏側あたり）がちょっと温かくなる。
⑥膝のまわりがちょっと涼しくなる。

⊙よりリラックスするために

【図B】

①腰が温かくなってきたら膝を横に倒す（膝同士は離れてよい。足腰が硬くて膝を横に倒すのがきつい人は、倒す側にクッションなどを敷いて楽にしてもよい）。
②膝のまわりがちょっと涼しくなる。

③腰の少し上のあたりがちょっと温かくなる。
④脇腹がちょっと涼しくなる。
⑤脇腹がちょっと涼しくなってくると、脇腹の筋肉が自動的に引き締まる。

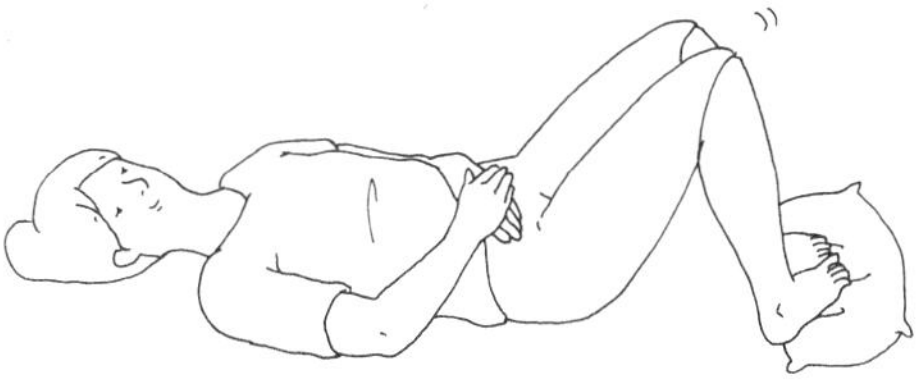
【図A】

●楽な範囲で傾ければよい。
●筋肉がつっぱるようなら傾ける側の脚（膝の横あたり）の下にクッションなどを敷いて楽にする。

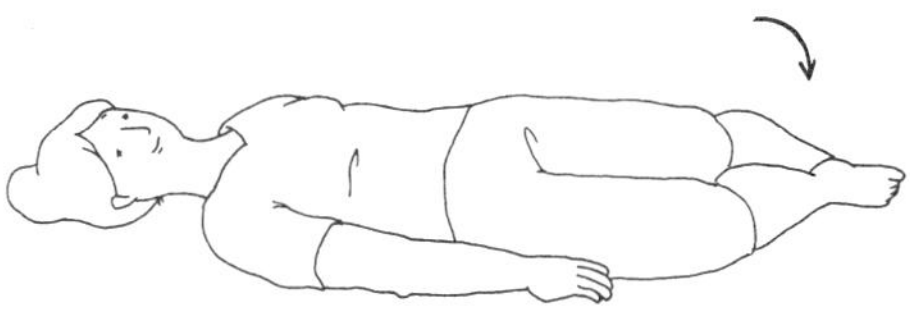
【図B】

実技篇

微妙運動4（腰椎4番の微妙運動）

【こんな人に】
●便秘・生理不順になりやすい人
●慢性的に足腰が重い人
●肩の後ろ側から首にかけて凝る人・眼の奥が重く頭も痛くなる人
●冷えやすい人に

【こんなことに】
●腰椎4番と骨盤に弾力をつける
●骨盤を引き締める
●骨盤底部の過緊張をゆるめる
●下腹を温める

●肩胛骨《けんこうこつ》から後頭部にかけての緊張をゆるめる

この運動で腰椎4番に弾力がつくと、骨盤がゆるもう（＝広がろう）としているときならば（過労のときや生理のときなど）骨盤はゆるみ、身体が集中を求めているときは骨盤が引き締まる方向に反応する。

【図A】
①仰向けに寝て膝《ひざ》を立てる。
②静かに膝を開閉する動きをしてみて膝がなめらかに動きやすいポジションに足を置く（人それぞれあるいはコンディションによってもポジションが変わる）。
③呼吸（自然なテンポで）に合わせて膝を閉じたり開いたりする。
ⓐ広げるときに息を吸い、閉じるときに吐く。

ⓑ閉じるときに息を吸い、開くときに吐く。

ⓐまたはⓑのうち、人によって、またそのときのコンディションによってやりやすい方をやればよく、途中でⓐⓑが自然に入れ替わってもいい。

④血海（膝の上腿内側）同士を近づけ（くっつけ）たり離したりするように意識しても可。【図B】
⑤腰の下の方がちょっと温かくなる。
下腹がちょっと温かくなる。
首のすぐ下の背中の上の方がちょっと温かくなる。
脚（特に膝から下）がちょっと涼しくなる。

⦿よりリラックスするために

【図C】
①仰向けに寝て両膝をカエルのように左右に広げる（より楽になるように膝を曲げる角度を調節し、右膝を少し余計に曲げる）。股関節が硬い人は膝の下にクッションを敷いてもよい。
②腰から背中がちょっと温かくなる。
腕と脚のまわりがちょっと涼しくなる。

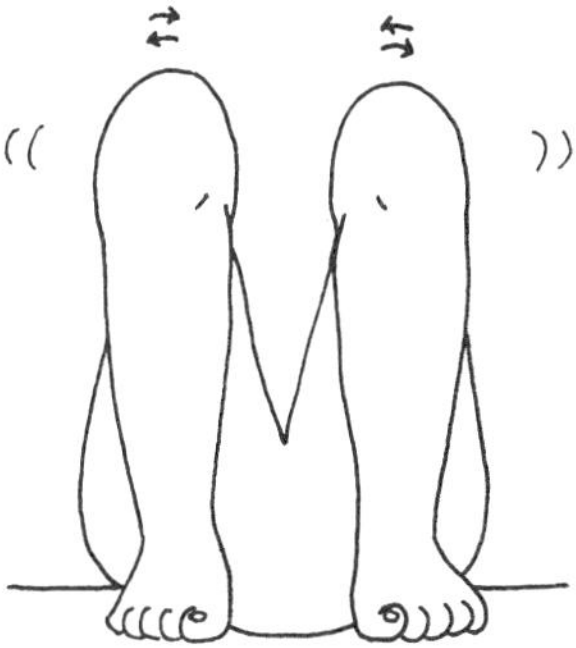

【図 A】

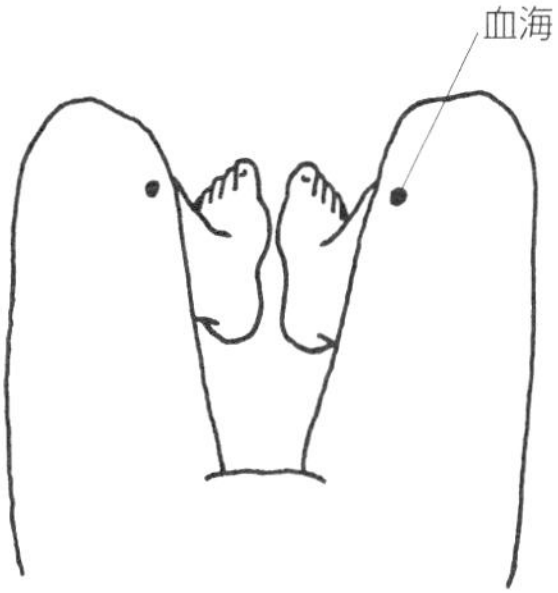

【図 B】

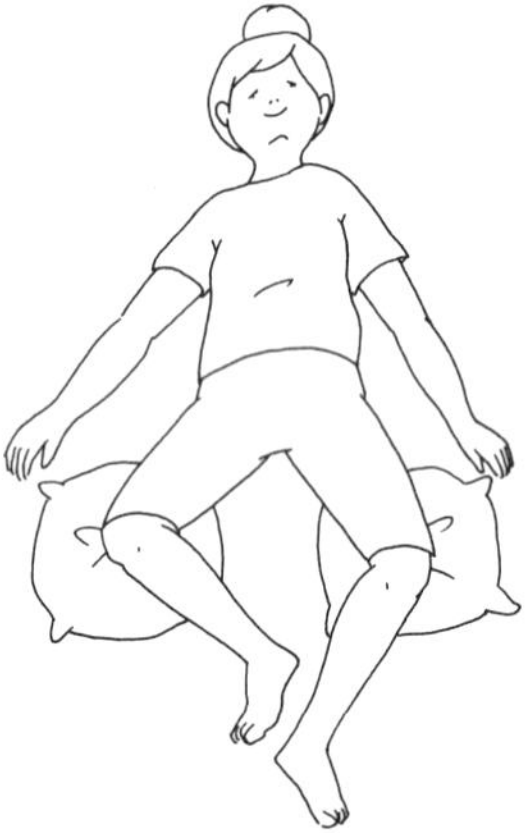

【図C】

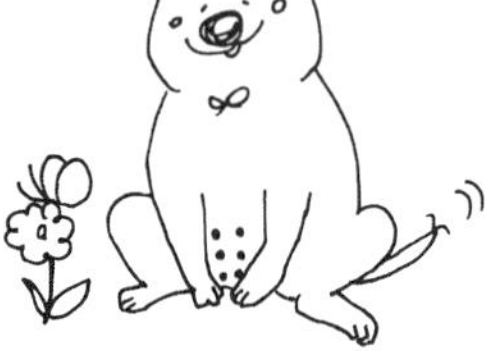

実技篇　微妙運動5（腰椎5番の微妙運動）

【こんな人に】

●座っているとどんどん「姿勢が悪く」なる人

●座っていると眠くなるのに、横になると眠れない人

●「息苦しい」感じがする人・不安な人・パニックになる人

●アトピーなどアレルギー傾向がある人に

【こんなことに】

●腰椎5番と仙骨の間（腰仙関節）の呼吸運動を滑らかに大きくする

●胸を広げ、呼吸を深くする

●肩先の緊張をゆるめる

●免疫系の働きを安定させる

●心理的には安心と落ち着きをもたらす

夏暑くて寝苦しいときに寝る前にやれば、胸がゆるむと同時に身体が涼しくなる。胸の緊張をゆるめ、胸が広がりやすくなる＝気分がほっとする。落ち着く。

【図A】
①仰向けに寝て膝《ひざ》を立てる。
【図B】
②息を吸いながら仙骨の先っぽを少し持ち上げる。
③息を吐きながら持ち上げた先っぽを下ろす。
④呼吸に合わせて繰り返しながら動きはだんだん小さく微妙にしてゆく（できれば数ミリくらいの感じに）。
⑤胸の緊張が強く呼吸が浅い人は小さく滑らかに動かすことが難しく、大きくギクシャク動いてしまう。
⑥微妙に滑らかに動くようになるほど呼吸は深く（特に吐く息が深く）なる。

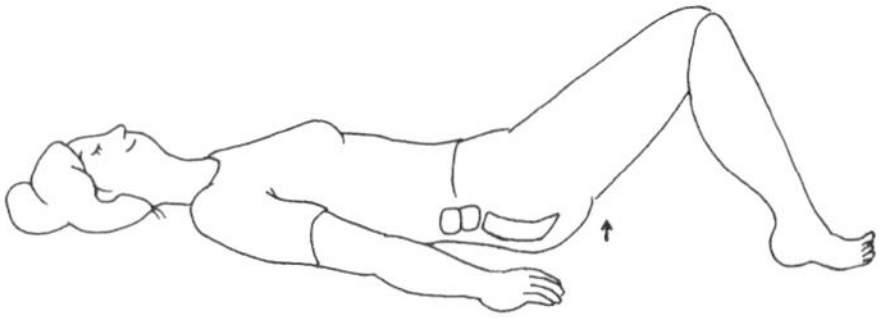

【図 A】

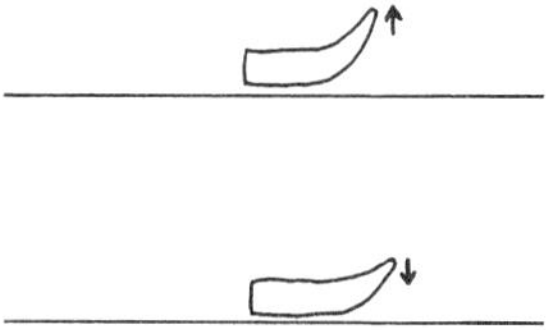

【図 B】

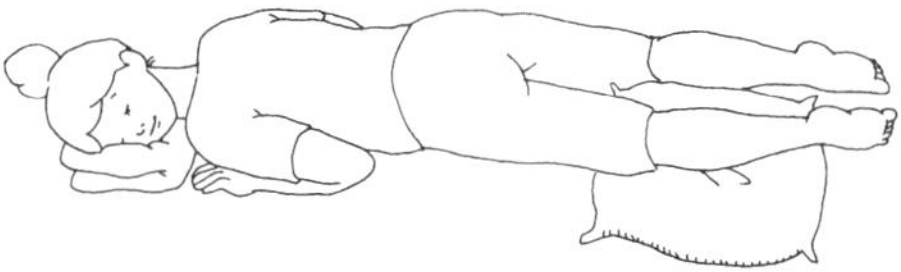

【図 C】

◉よりリラックスするために

【図C】

①うつぶせに寝る。
②座布団等の上に、片脚の膝より少し上から脛《すね》までをのせる。
③左脚を座布団にのせるときは胸の真ん中あたりがちょっと温かくなる。
④右脚のときは鳩尾《みぞおち》のあたりがちょっと温かくなる。
⑤右脚のときと左脚のときとでは微妙に反応は違うが、結果として胸全体がゆるむ。

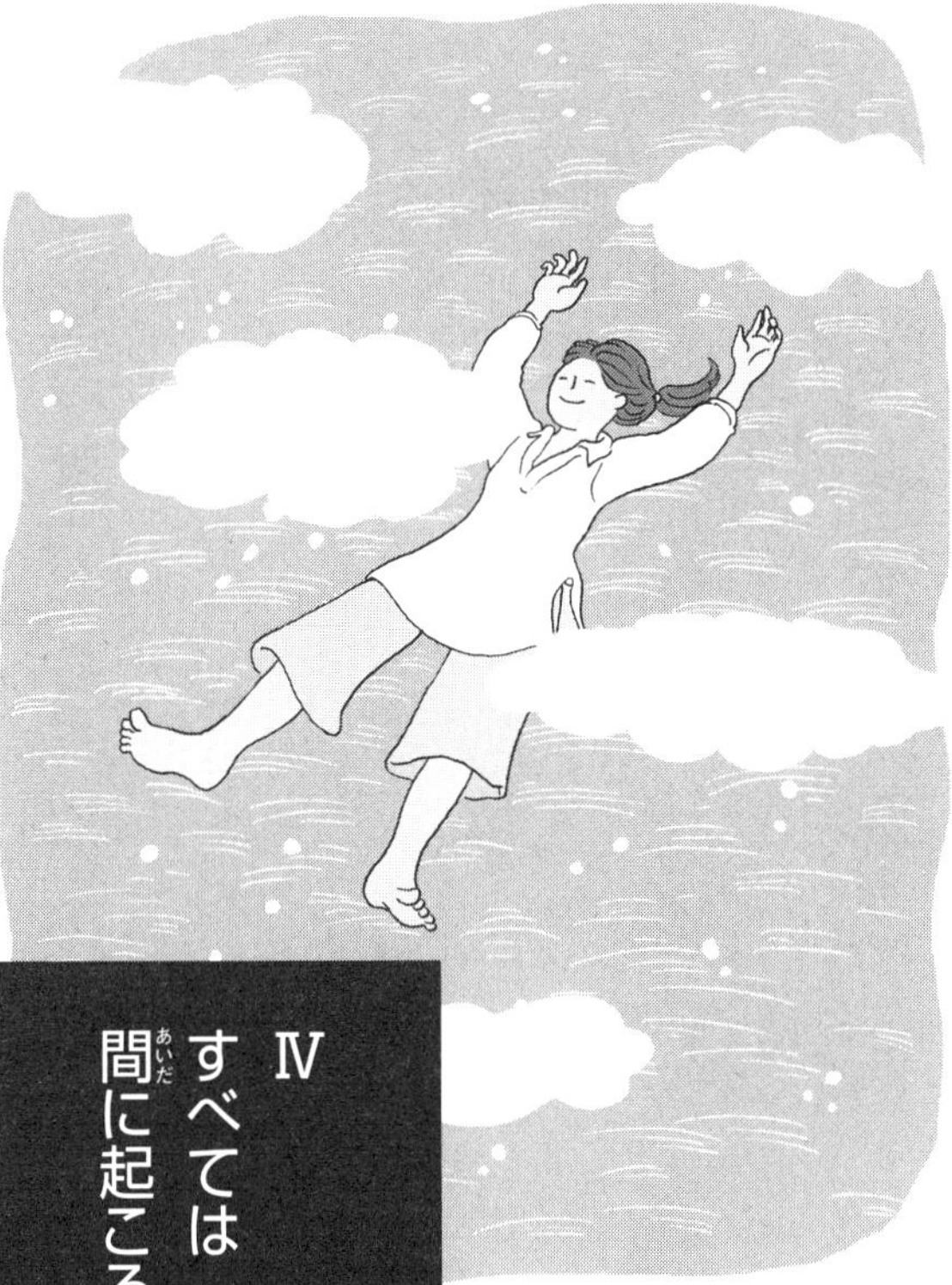

Ⅳ すべては間《あいだ》に起こる

㉑「前向き」ばっかりでいいの？

前向きすぎるのもいろいろ問題。

いつもいっつも
「ヨーイドン」の構えばかりでは
疲れるのです

気持ちだけが「前向き」だと
上半身だけが前にゆき
下半身は後ろ向き

それでも「前向き」に

もっと「前向きになれよ」と
誰かが言フノデス

そういうふうに
もう
身についてしまって
いるらしいのです

いつも肩に力が入って
胸が縮んで前かがみ
息が詰まります

「ヨーイドン」の
「ドン」が聞こえてから
ひと息ついて

ちょっとちがう方向へ行くほうが
きっといいと思う

解説・実技篇　身体から見れば「前向き」とは？

◉解説「ヨーイッ……ドン」の姿勢

・「情報化社会」では常に情報に即反応するスピードが要求される。

【図A】

・繰り返し息をつめて「ドン」＝「情報に反応」できるように「ヨーイ」の構えでいると、緊張しっ放しになりやすい。

・つまり、「ヨーイ」の構えは、上体は「前向き」で、重心が前方にかかるが、反応の直前でキープするには、骨盤（特に仙骨）を逆に後ろに引くように力を入れなければならない。

・顎《あご》が前に出て、上体は前かがみになり、胸は縮み、呼吸は浅くなる。

【図B】

・上体が前に傾いたまま固まると、骨盤（特に仙骨）はバランスをとるために後ろに傾く（仙骨は呼吸に呼応して前後運動するが、仙骨が後ろに傾いて前に動きにくくなると、吐く息が特に浅くなる）。
・上体は何かに対して常に反応しようと緊張しているが、腰は引けている。
・いわばオドオドして、「浮き足立っている」体勢で、いつも不安感がある。

◉実技

【こんなときに】
●不安や落ち着きのなさを鎮めたいとき
●「前向き」過ぎる姿勢と緊張をやわらげて呼吸を深くするために

【図C】
①時々あわてずにひと息入れて待つ（むしろあわてているときほど、ひと息が必要）。
②背中の「空気の壁」に寄りかかるようにしてみる→胸の緊張がゆるんでほっとする
（微妙運動5が効果的・一八九頁参照）。

①
←
上体前へ
②仙骨を後ろに引いて
構える。

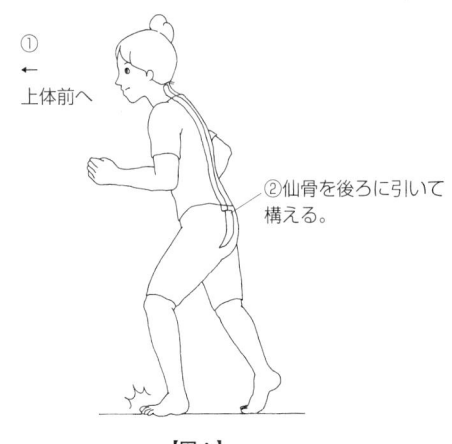

【図A】
「ヨーイ」の構え

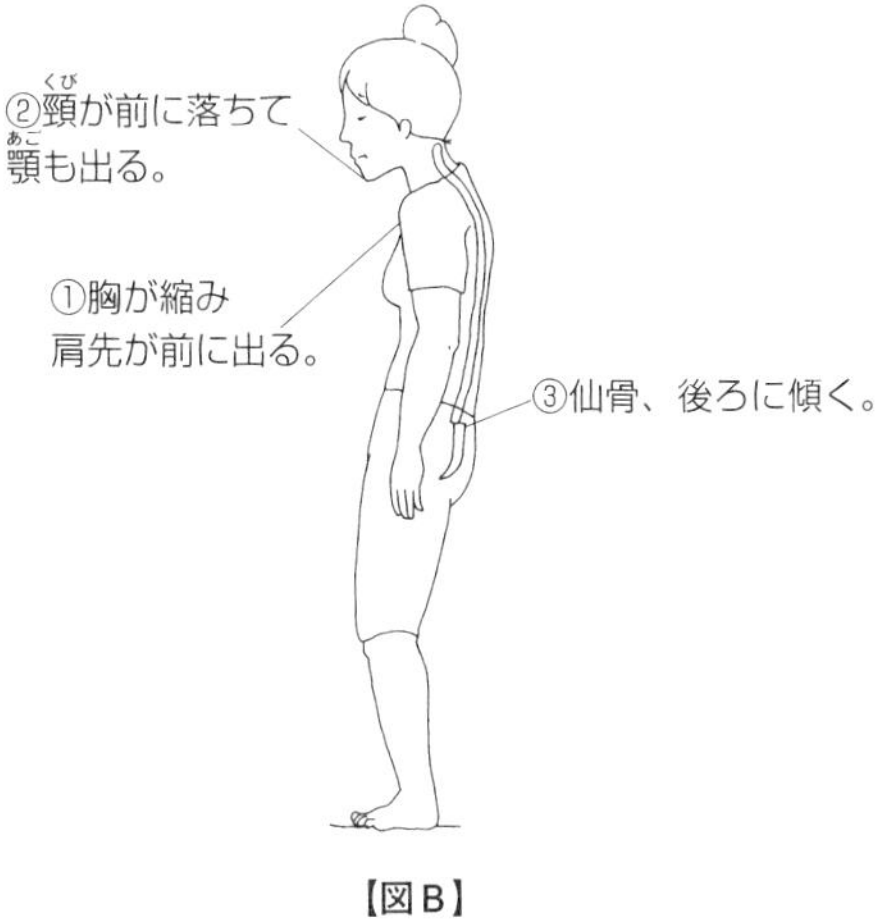
②頸《くび》が前に落ちて
顎《あご》も出る。
①胸が縮み
肩先が前に出る。
③仙骨、後ろに傾く。

【図B】
「情報疲れ」の姿勢

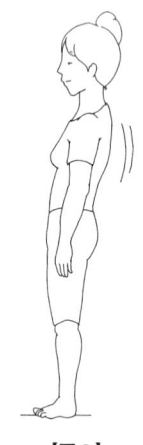

【図C】
「空気の壁」に寄りかかる

㉒「真正面」から向き合って

間《ま》をはずすこと。
悪しきスパイラルを少しずらすこと。

相手にちゃんと向き合う
問題に真正面から取り組む
逃げてはいけない

これが「正論」です

ガチンコ勝負で
「解決」⁉

「泥仕合」「エスカレート」「泥沼」⁉

本当は
武道やボクシングでさえ
真正面には構えません
真正面では身動きがとれないから
「斜《ハス》」に構えるのです

タンゴのように踊るほうが
もっといい

斜めに向き合い
回って
横に並んで
ステップの息が合えば

違う方向
違う世界がきっと見えます

解説・実技篇　「真正面」から向き合う

【図A、B、C】

人と向き合ったとき、どの向きで対面するのが一番緊張しやすく、どの向きがリラックスできる感じがするか、身近な人と向き合うことをイメージしてみる。

また、身近な人を相手に試してみるのもいいでしょう。

・真正面が一番緊張感が強く、「正面」→「相手を左に見る」→「相手を右に見る」の順に緊張感は少なくなる。

・横並びはさらに緊張感が少ない。

物事に対しても真正面から向き合うイメージが強すぎると身動きが取れなくなる。見る角度をちょっとずらすとずいぶん楽に感じられ、物事が動く。

【図D】

・オタク・トークも「向き合う」イメージがない。向き合わないことによって成立す

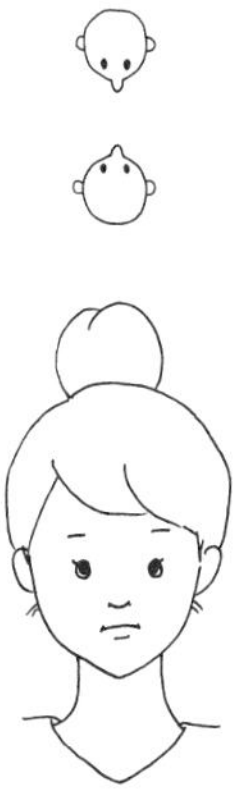

【図A】
真正面

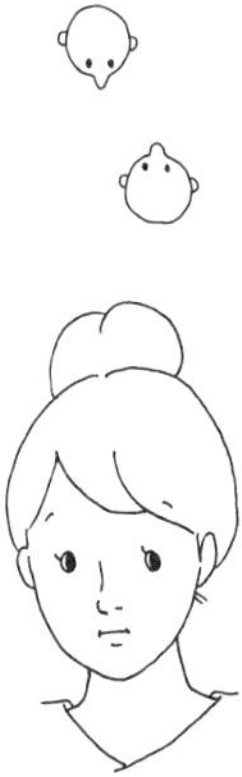

【図B】
互いに相手を左に
見る

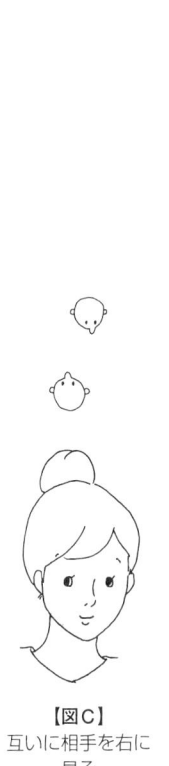

【図C】
互いに相手を右に
見る

るコミュニケーションの形態。

【図E】共感を持って話し合いたいとき

・真正面から向き合う関係が一番煮詰まりやすく、横並び（同じ方向を見る）関係が一番楽で共感しやすい。

・ところが真剣に話し合おうとするほど、真正面で向き合ってしまう。実際に互いのポジションを変えると話しやすくなる。

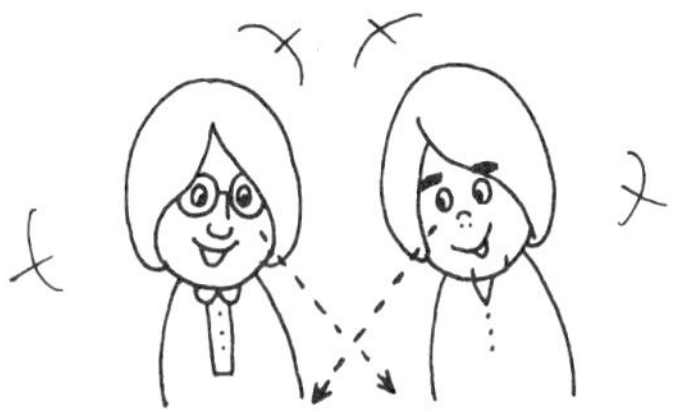

【図D】オタク・トーク

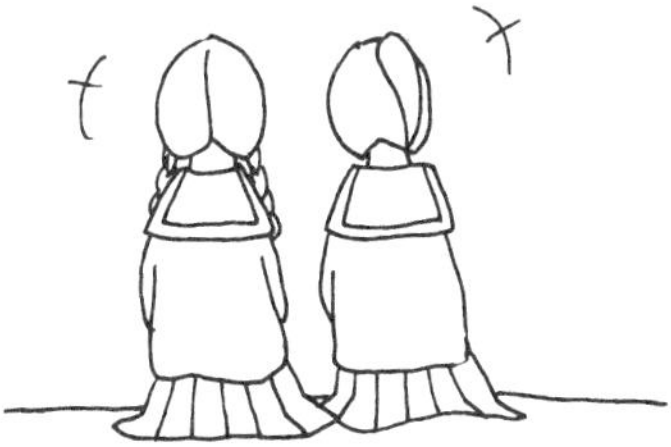

【図E】横並びで座る

㉓ イケてる骨盤、イキすぎの骨盤

最高！　はイキすぎ。いまひとつがイイ。
でも人間はどうしてもイキすぎが好きだ。

「トンガッてる」感じのひとは
頭のてっぺんが
たいがい本当に
トンガッている

ついでに
骨盤のシッポも
トンガッている

鋭いということは
不安定っていうこと
「イキすぎ」なのです

トンガッているよりも
まるくて柔らかいのが
「イケてる」のです
「イイ加減」なのです

骨盤が楽々と
息をしていると
しずかなのです

実技篇

イケてる骨盤、イキすぎの骨盤

【こんな人に】
●気分のアップダウンの激しさを安定させたい人
●様々な症状（アレルギーや痛みなど）や、自律神経系の不安定を鎮めたい人
●つい頑張りすぎてしまう人

【こんなことに】
●過剰な興奮を鎮める
●身心の様々な反応（自律神経系・免疫系・内分泌系）を安定させる。生理痛、生理不順などにも有効。

◉「イケてる」骨盤

【図A】

・骨盤上部・底部とも充分弾力があり、集中するときはギュッと縮み、リラックスするときは思い切りゆるむ。

・息を吸っても吐いても下腹の中心にグッと力が入ったまま抜けない＝安定感のあるよいコンディション。

◉「イキすぎ」の骨盤

【図B】

・骨盤底部が縮みすぎて固まり、集中しようとするとき、骨盤上部が縮みにくくなる。

・身も心もバランスがいろいろな意味で不安定になる（あらゆる痛みなどを含めた身体症状に関係する）。

・集中するときの手応えや興奮は激しいが、その後で激しく消耗し落ち込む。

・激しい手応えがないと満足できない気分・依存傾向（ワーカホリック・恋愛依存など）。
・いくら頑張っても終わりが見えない気分。
・「イキすぎ」の骨盤のお腹側では、下腹の中心（丹田《たんでん》の中心＝臍《へそ》と恥骨《ちこつ》の間の真ん中）から、息を吐くときに力が抜ける（息を吸ったときも吐いたときも下腹の中心に力が入っていて、動かないのがよい状態）。↑丹田の中心の位置については、次項の「冬眠中」の【図A】参照。

◉「うん呼吸」＝骨盤底部を脱力する

【図C】

①左脚を曲げてうつぶせになり、息を吸って尾骶骨のあたりにぐっと力を入れる（うんこをするときに気張るような感じで、二〜三秒止める）。
②鼻から息を吐きながら脱力する。
③何回か繰り返す。
（註　骨盤左側の方がより緊張が強くなりやすいので、左腰を曲げて左側をゆるめ

る）

④尾骶骨周辺がちょっと温かくなる。
お尻のまわりがちょっと涼しくなる。
下腹がちょっと温かくなる。

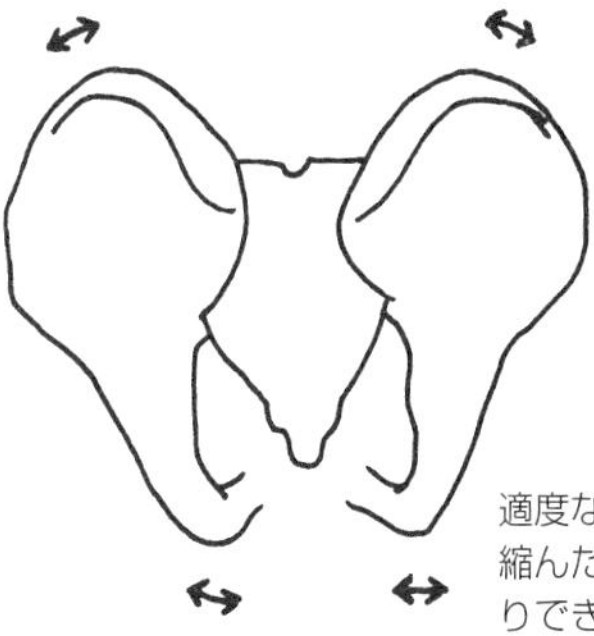
適度な弾力があり、
縮んだりゆるんだりできる。

【図A】「イケてる」骨盤
骨盤の動きがしなやかで軽い

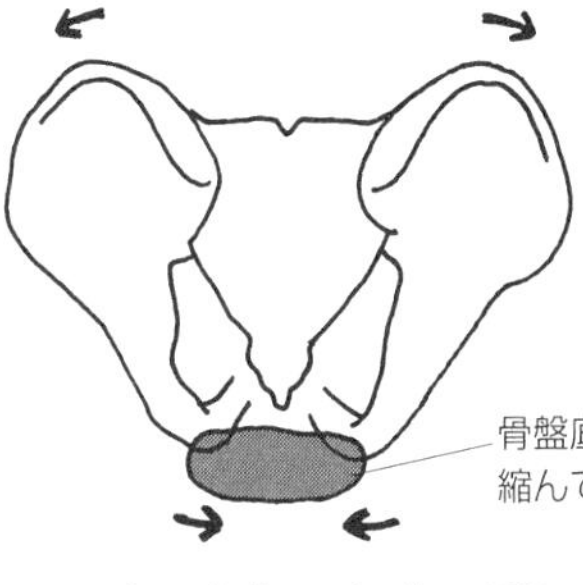
骨盤上部も縮みにくくなる。
骨盤底部は
縮んで硬くなる。

【図B】「イキすぎ」の骨盤
骨盤底部が緊張して硬く重い＝イキすぎ

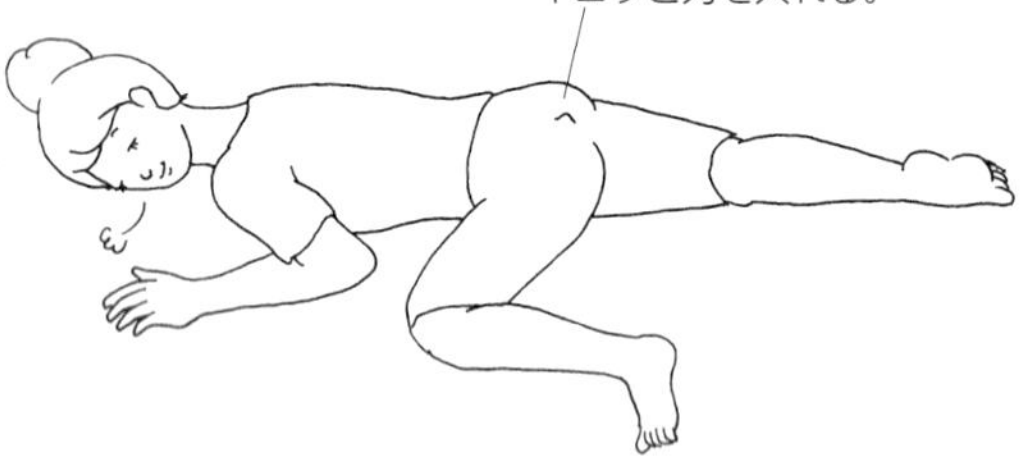

【図C】
「うん呼吸」

㉔　冬眠中

ゆるみ切れば自然に意欲が湧いてくる。

お産の直後のように
本当に力を出し尽くしたとき
大切な人を失ったとき
燃え尽きたとき
成長や老化の節目
「身体のリストラ」にあったとき

下腹の力が
　ガクッと抜けます

下腹を指で押してみれば
ズブズブ潜ってゆきます

どうやっても
力が湧いてきません

　こんなときは冬眠です
　ひたすら休むのです

待ちくたびれるまで
待つのです

そのうちには嫌でも
力が戻ってきますから

解説篇　「冬眠中」の骨盤と下腹

⦿とにかくお休みすべきとき

誰でも一生の間にはどうしても気合いの入りようがない時期というものがある。たとえば出産の直後や、大切な人を失ったとき、大変な落胆をしたとき、誰でもしばらくの間力が抜けてしまう。

それ以外にも特別な理由がなくても力が抜ける時期というのがある。それまで当たり前に出来ていたことが出来なくなったり、集中力がなくなったり、眠たくてしょうがなくなったり、逆に眠れなくなったり、うつ病や様々な不調・病気になることもある。

このような「脱力」状態は、成長の節目、老化の節目に起きるいわば身体の組み換え、解体再構築の過程。

思いきり休むのがよい。

【図A、B】

・下腹の中心を押すと、指がズブッと入って抵抗感がない。
・身体の完全な脱力のチャンス。
・集中力もなくなるが、執着心も薄くなるので視野が広がり、いろいろな事物や人に対して寛容になる。
・人間関係が楽になり、交友範囲が広がりやすくなる。
・興味の範囲が広がり、学習、吸収しやすくなる。
・この時期に身心をゆったりさせて多くを吸収できれば、以前よりもっと豊かに、より元気になる。
・骨盤はゆるみきり、広がりきれば自ら縮み始める。思いきりゆるんだ方がその後の縮み方も強く、集中力は高まる。

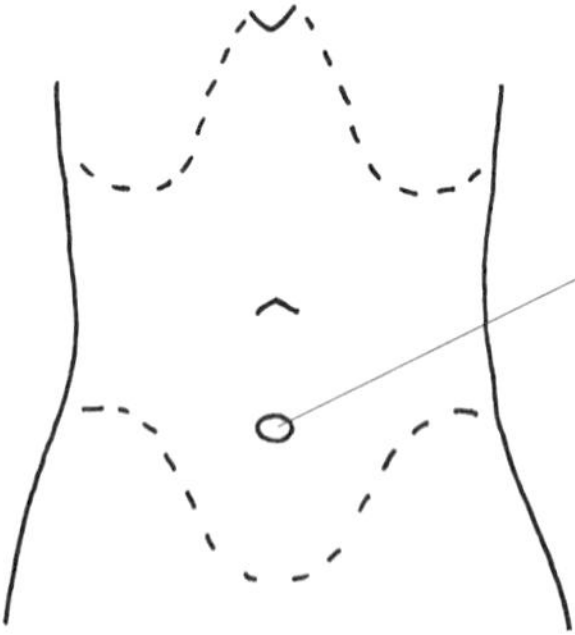
臍《へそ》と恥骨《ちこつ》のちょうど中間あたり＝下腹、いわゆる丹田《たんでん》の力の中心点。
押すとフニャフニャでズブッと指が入る感じ
（身体に勢いがあるとき、集中しているときは、押すとガツンとはじき返すような力がある）。

【図A】
下腹＝丹田の中心点が脱力

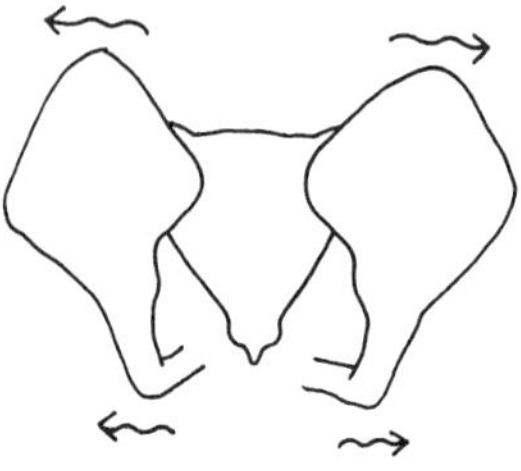
骨盤はゆるんで広がる。
尻の筋肉もへなへな。

【図B】
骨盤（お尻側から見た図）

㉕ 全身で悩むのである

絶望は絶望的状況から生まれるのではない。固まって身動きのとれない身体から生まれる。

不安は不安な環境から生まれるのではない。胸の硬直から生まれる。

独りだから孤独なのではない。骨盤底の硬直から孤独は生まれる。

落ち込んでいるときは
嫌なことしか思いつかない
悪いことばかり思い出し
嫌なことが一生続く気がする
どうにもならないことばかりが

どうしても気になるのです
それはひとつの身体モード

悩んでいるのは
頭だけではないのです

知らないうちに姿勢が固まって
身動きできなくなっているのです

何かにしがみついたり
息をつめたままでいたり

そうしてついには
「もうダメ！」と思ったとき

くたびれ切って
なんの余力もなくなったとき
身体の中のどこかで
何かが
ふっと抜けて
やがてまた
気が晴れてくるのです

「悩む」を身体から見ると

【こんなときに】
- ●執着から解放されたいとき
- ●悩みから少しでも逃れたいとき

【こんなことに】
- ●身構えをほどいて、心の向きを変える

必死で考えて、頭がくたびれた感じのとき、鳩尾《みぞおち》は硬くなり、足首（アキレス腱）も硬くなり（押すと硬くて痛い）、顎《あご》の筋肉も硬く（口を大きく開けにくい）、首や肩も凝る。

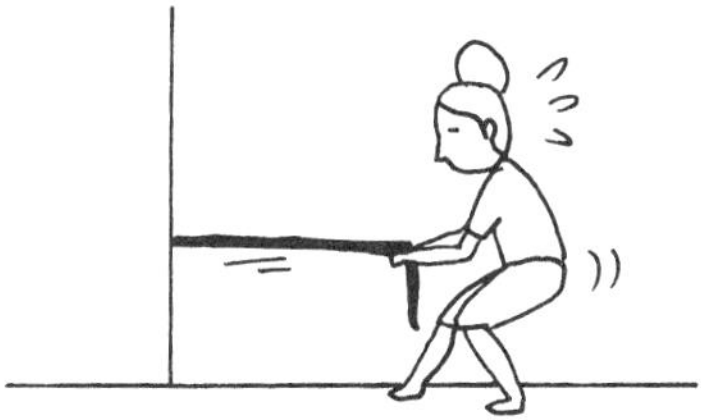

【図 A】ムリ！

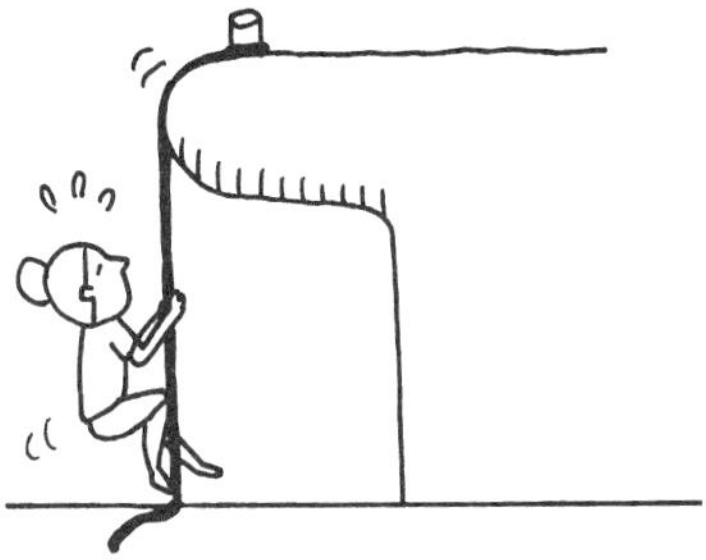

【図 B】足が地面に届くのに、
必死にぶら下がっている

さらに悩み続けていると、ひとつの考え、こだわりから逃れられなくなる。

【図A】

このとき、身体は何かに実際にしがみついているときと同じ緊張をしている。自分自身の感覚としては、何かに引っ張られている気がするのだが、冷静にみれば、自分がロープを握り締めている手を放せなくなってしまっている。

【図B】

第三者から見れば、手を放しさえすれば楽になるに決まっている状況でも、しがみついている本人は断崖絶壁に宙吊りになっている感覚から逃れられない。

【図C】

①仰向けに寝て、背中側が床についている感触を確かめてみる。
②「しがみつく」緊張が強いと背中側の感覚が薄くなってしまう。場合によっては床についている背中の感覚が全く感じられなくなる。
③背中を少しずつ動かしてみる。

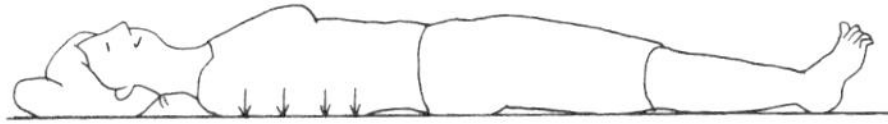

【図C】全身リラックス

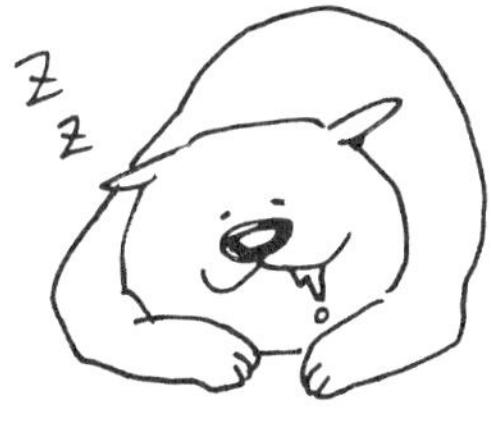

④背中で呼吸をするようにイメージしてみる。
⑤少しずつでも背中が床に触れている感覚を取り戻すように意識すると、緊張がゆるんで、しがみついている手を放しやすくなる。
⑥しがみつき状態のときの意識が向かっている方向は、実際に前方・上方に、しかも中心の狭い範囲に激しく偏っている。自分の体の下の方・後ろ側・左右方向に意識を向けるだけでもリラックスしやすくなる。
⑦ヨーガでもただ寝ているだけの「死体のポーズ」(=全身脱力=腕や脚さらには全身を投げ出すような感覚)が一番大切な基礎といわれる。

㉖ ほんとうに気持ちイイこと

ほんとうの気持ちよさは激しくない。
静かである

ほんとうに気持ちイイことは
憶えていません
もともと覚えがありません
憶えているのは
気持ちよすぎることなのです
気持ちよすぎることは

必ずリバウンドします
いやな気分に落ち込みます

ほんとうに落ち込んでいると
時間が重く密度が濃く
一日が延々長く感じられます

落ち込んでいるようでも
一日がなんとなく過ぎ
少し短く感じたら
軽くなって来ているのです

何事もなく
時が流れているとき

何の意識もなく
ふと時が過ぎているとき
身体の流れに
乗っているのです
そういう身体を
信じたいのです

解説・実技篇

身体は世界に浸透《し》みわたっている

【こんなときに】
●生き物としての身体を回復したいとき

【こんなことに】
●身体をあらゆる意思や意識以前のニュートラルにセットする
●最も集中した状態、と同時に最もリラックスした状態になる

生き物としてほんとうに気持ちいい状態ということは、身体の内側からの要求に完全に沿っているということ。他の生き物と違って、人間だけが身体を外側から無理に、あるいは余分にコントロールしようとしたり、身体にとって必要以上の過剰な快楽や

満足感を求める傾向がある。

身体を外側から見る意識を解除してみましょう。

ほんとうに気持ちいいとは、意識のコントロールを超えて身のあるがまま（身がまま）の状態——身体が内側からまわりの世界にのびのびと広がっている状態であり、普通はほとんど無意識です（一二六頁、「両手を向かい合わせる」参照）。

なんでもないといえばなんでもない状態ですが、あらゆる状態の基本にある生きることの本態といえます。静かです。

◉実技

イメージで「内側からの意識」＝身がままを高める。

【図】

①軽く眼を閉じる。

②身体の断面をイメージしてみる。

③胸の真ん中あたりで胸を輪切りに（CT画像のような正確な断面ではなく大まかに）して、その断面を含む平面を上から眺める（平面は水面のようにのびやかに広

がっている感じ）。

④胸の断面に広がりを感じたら、次に同様にお臍《へそ》のあたりでお腹の断面をイメージ。断面から広がる平面を上から眺める。

⑤次に、例えば壺《つぼ》の底を上から覗き込むように、お腹の一番底（骨盤の底）のあたりを内側から眺める。

⑥ただ少しの間ぼーっと気持ちいい感じになればいい。

・ただし、気持ちよさそのものを追い求めない。

・この状態を維持しようとする意識もかえって妨げになります。

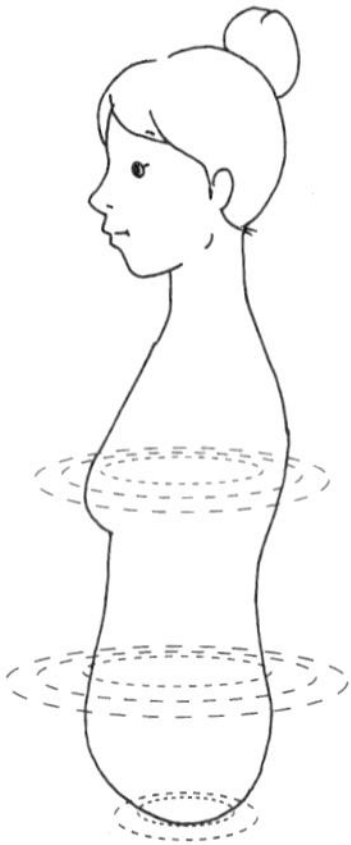

【図】
水面の波紋のように広がる感じ

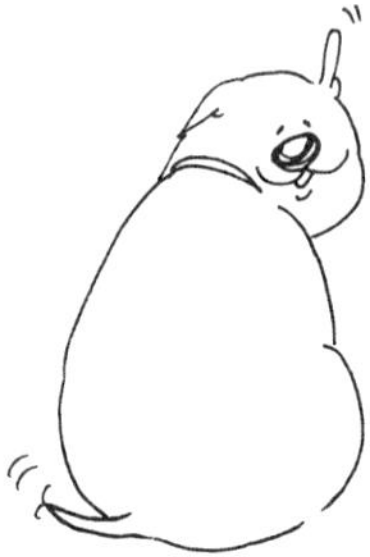

㉗ いろいろ感染《うつ》るんです

どうやっても独りじゃないということ。

「あくび」も「生理」も
感染るんです

どうやっても
独りで生きている
わけではないのです

互いに感染り合って
生きているのです

そのひとが好きでも嫌いでも
感情も気分も
感染るんです

そうやっていろいろなことが
感染った成果が
自分なのです

自分の中に
大勢の人たちがいて
何百兆もの菌やウィルスも寄生虫もいて
そのすべてが
自分の身体です

ひとりであって独りでない
でもやっぱり時々
すごく独り

解説篇

「感《う》染《つ》るんです」

女子高生の間では、「生理が感染る」とよく言われているらしい。一緒にいる機会の多い友達同士の間では生理の周期がだんだん近くなる。ルームシェアしている友達同士などもそうらしい。

あくびが「感染る」のは誰もが経験することだ。やはり無関係の他人同士より親しい人同士の方が感染りやすい。

整体の現場では、受ける人と術者の間で、互いの身体の向き合い方（向き合う角度）や距離感がうまくとれると、互いに身体がリラックスして呼吸が深くなる。

人と人がただフッーに一緒にいるだけでも、互いに疲れることもあれば、楽になって疲れがとれたり、元気が出てきたり、何か意図を超えた反応がある。

やはり一緒にいて気分のよくなる関係がいい。

今の時代、いじめや虐待、ＤＶなどが社会問題といわれる。特に人間関係の中でのストレスで疲れがたまりやすい今日この頃、気を遣わないで済む犬や猫との間の「人畜関係」の気分のよさのほうが身に沁みる。

身体同士がただそこにいるだけで、意識するよりずっと深いコミュニケーションが生まれる。犬や猫も赤ちゃんもそのように身体が開かれている。言葉を使えるようになると、だんだんこのことを忘れる。

大人になると身体の何かが閉ざされてしまうのか、ちょっと不自由になる。

そんな大人の中にも、人をゆるい気分にさせてくれる人が、誰の身のまわりにも一人や二人はいる。

そういう人を大切にしておくとよい。

㉘ 息と息のあいだに

息と息のあいだに〝生きる〟の初期衝動がある。

息と息のあいだに
整体はある

息と息のあいだに
身体は隙をつくる

息と息のあいだに
意識を失う

息と息のあいだに
身を投げ出す

息と息のあいだに
何かを失う

息と息のあいだに
生まれ変わる

息と息のあいだに
何かが起きる

息と息のあいだに
身体は望む向きに
舵《かじ》を切る

整体は
息と息のあいだを
ひろげる技術

ただひとつ
それだけのこと

解説篇　「息と息のあいだ」に

◎浅い呼吸【図A】

・吐ききる前にせわしく吸う

慢性的緊張やストレスが続いていると、リラックスし、休息しているつもりのときにも、呼吸が浅いままになる。

つまり、常に「息が抜けない」「ひと息つけない」状態に置かれて疲れが抜けず、身体のバランスを立て直すことが難しくなる。

たとえば何らかの身体技術（整体、呼吸法など）でもいいし、何かの言葉で気持ちが切り替わることもある。人との出会いや、何かにつまずいて転んだりするようなどんなキッカケでもいい。息と息のあいだが広がれば、身心の再生の可能性が生まれる。

◉深い呼吸【図B】

・深く吐き切ってから静止する感じの間《ま》がある

身体の緊張がゆるみ、リラックスし始めるとまず吸う息が大きくなり、〈吸う〉から〈吐く〉へ切り替わる隙間が広がる。

次に吐く息が長くなって〈吐く〉から〈吸う〉への間が広がる。

吐き切ってしばらく静止した感じの後で吸う動きが始まる。

特に〈吐く〉から〈吸う〉への間に身体は完全に脱力する。

そこでふっと何かが切り替わり、身心が生まれ変わる。

その瞬間には何の手ごたえもない。

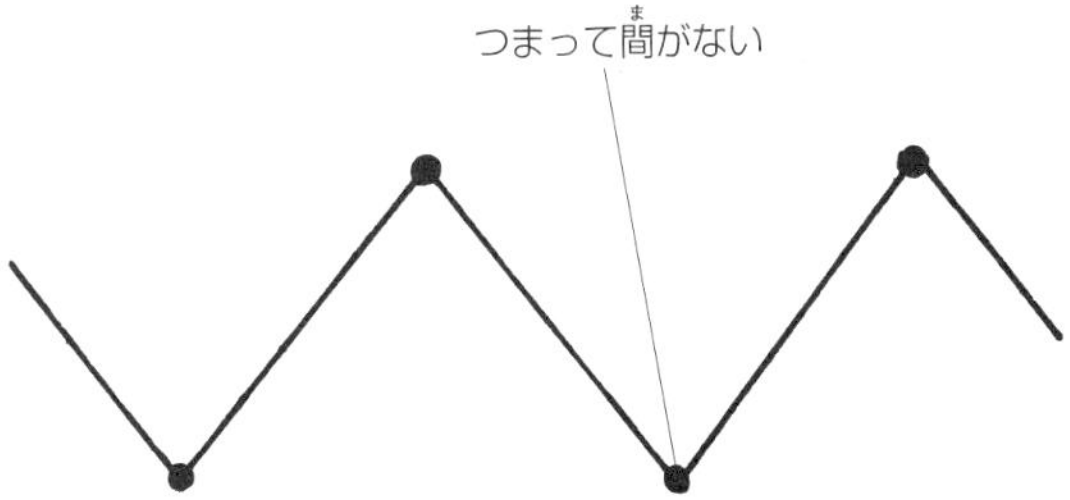
つまって間《ま》がない

【図A】

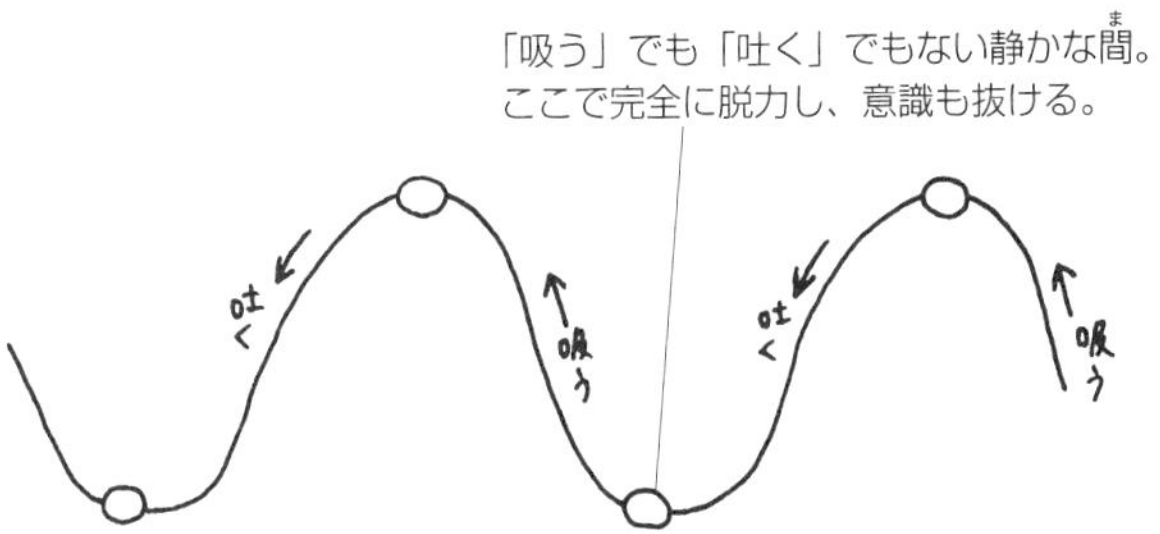
「吸う」でも「吐く」でもない静かな間《ま》。
ここで完全に脱力し、意識も抜ける。
吐く
吸う
吐く
吸う

【図B】

息と息の隙間に
死と再生
脱力と集中
喪失と覚醒
身体の自由がある。

あとがき　何気ないしぐさで身体は変わる

社会環境はずいぶん豊かで便利になっているはずなのに、生きることが豊かになったような実感はなかなか持てない。医療技術もずいぶん進歩したはずなのに、健康不安はかえって高まっているように見える。

高度な社会になるほど、元気がしぼんでくるように見えるのは気のせいだけではないでしょう。

情報の洪水ともいわれる社会のなかで、情報に頼るほど、情報に振り回されて不安になる。環境が高度に整えられるほど、一方で身体の中から自発的に湧いてくる元気が萎《な》えている。

やはり自分の手で元気をつかみ取りたいということが根本的要求であり、充足感でもある。生き物として、生きることそのものの自発的意欲以上のものはない。自分の元気の水脈を自分で掘り当ててみようというのが、この本の目論見《もくろみ》です。

生きていくうえで、大切なことを判断・決断するのに、情報や理屈だけでは実際ちょっと頼りないものです。最終的に「気合！」であったり身体の奥底から湧いてくる直感でなければ頼りにはならないと思うのです。

こういう時代であるからこそ、生き物としての直感を磨くことが、たぶんサバイバルには有効なのです。まず何よりも、生き物として生きる感覚そのものを掘り起こしてゆきましょう。

ここで言う整体法の基本は、徹頭徹尾身体の自発性（身のあるがまま）ということを大切に育てるということです。身体が望む方向を、身体自身が見つけることをそっと手伝うということです。あらかじめ想定する方向に矯正するのではありません。

たとえば子供たちに向かって、言うことを聞かせようと大きな声で怒鳴れば多少おとなしくなるかもしれませんが、無理やり押さえ込むだけでは反発もするでしょうし、自発的な元気というものは出てこないでしょう。むしろ一緒に同じ方向を向きながら、そっとささやくように話せば子供は一生懸命聞き耳を立て、より自発的に集中して意欲が盛り上がる。

整体の場合も一方的な指導の中に元気は生まれず、身体が自ら望む方向の中にしか元気は生まれません。大きな声や強い力では、身体はかえって硬く萎縮してしまうのです。

そこでそっとささやくような、つぶやくような**微妙なタッチの方が身体の隅々まで響き渡り、深い息吹となって返ってくる。**ここではそういうやり方を目指しています。

皆さんのより伸びやかな身体の発見のきっかけになればさいわいです。

本書は編集者の井口かおりさんから「短文形式で表現する本」という提案を受けて始まりました。これまで、身体感覚を直接言葉にしようとすると、言葉を尽くすほどかえって分かりにくくなるというのが悩みの種でしたが、短文という形が、何かとても身体感覚にフィットしやすい気がして楽しく進められました。井口さんのインスピレーションに感謝です。

すっきりと見やすく仕上げていただいたブックデザインの守先正さん、なつかしい感じのカバーイラスト、川口澄子さん、ありがとうございました。

本文イラストの若林妙子さんには、細かい注文にも気持良く応えていただきました。この整体法のゆる～い空気感が、イラストからも伝わるのではないかと思います。

それから、この本のすべては、これまでお会いしたすべての人たちの身体の教えに基づいています。あらためて感謝いたします。

二〇〇九年五月

著者

解説「ゆるさ」の王道

甲田益也子

ゆとり世代でもないのに「ゆとり」先取りな私がそのまま変わらずいることの一つの要因に片山先生と出会ったことがあげられる気がする（人のせい？）。

以前、細野晴臣さんがプロデュースしたラブ・ピース・アンド・トランスというユニットのレコーディングに参加した際に、整体の場で入れ違いになったことがあるヴォーカリストの小川美潮さんと一緒になった。片山先生の話になり、他に音楽家の橋本一子さんも通っているなんて言っていたら……。細野さんが「そーか、そこに行って、みんな子供みたいになるのか」と腑に落ちた様子だった。ゆるさ虎の穴？

そんな、人を野放しに（あっ、解放）するのが片山整体なのだろうか？

友達に紹介され片山先生と出会ったのは、私が二十代の頃。私と私のまわりは当時ヒーラーブーム。そんな折りに片山先生を訪ねることになったのだ。今思うとやや不謹慎？

人だった。

先生は初対面の時から、私の行動を見てきたかのように私について淡々と断言する

「実は骨格がガッチリしていて頑丈ですけど、弱く見せるのがうまいですね」「人前でエネルギーを発散するタイプですね」「あ〜、今の状態だと、人に怖がられるでしょ？」……身体をみて性格や行動パターンを指摘されてしまった。

「いや〜、そうかな？　違うと思います」と答えると、すぐさま「あ〜何でも否定するんですね」とお見通しぶりを発揮される。

映画『白痴』でサヨ役を演じた時には、「甲田さんは、一見知的に見られるかもしれませんが、気的に見るとかなり近いものがありますから」と励まされもした。

先生はよく「本来は……」（本性と言う場合も）という言葉を使う。その本来とは野口整体に端を発する体癖――個人の持つ特有の身体の傾向――という考え方からきている。ごまかしようのない現実の身体が発端になっている。そこから指摘されると、否定しようがなくなってしまう。個人的見解を越えているように思えるのだ。

私はその「自分本来の」というのがとても気になるし、そこを目指したくなる。努力して理想に近づくというベクトルではなく、楽してオリジナルになる。絶対「ゆとり」でしょ。これ。

私は妹が生まれる三歳までが私の本来だった気がしている。何の記憶もないのだが、写真に写った屈託のない表情がそう私に思わせる。三歳以降は、葛藤の連続で、徐々に社会的に抑制する部分が多い人生となる。なんと言っても集団生活にそもそもなじめなかったのがつまずきの始まりだ。自信のなさ全開でできるだけ目立たないように、人と違わないように気をつけていた。人前で何かすることでエネルギーを発散するという本質には気づいていなかった。

今は私のことをのびのびしているように思う人がいるかもしれないが、実は年齢的には大人になってから自分の本来を探っている人生なのですよ。

『自分にやさしくする整体』を目にした時に思ったことは「おっ、先生が詩を書いている！　何かあったの？」だった。今までにないやわらかいアプローチだ。

読んでみると、それだけで、ふっと楽になる。今や自分にかなり優しい（無理しない）私でも、力が入って、固まっていることに時折気づく。日々ストレスと共存している多くの方には更に有効なのではないかな。

何気ない仕草に隠された身体表現（癖？）の整体的解説。そして実技。単純な動作で、ゆるむ。スッと通る。その中には社会生活上場合によっては注意されそうな行為もある。

小学生の頃から学校で腕組みや脚組みを注意されてきた私には、「やっぱりね」という感じ。「あ〜、身体は知っているんだ。楽になる方向を」

先生は身体が今どうなっているかをみる。そして、本来身体が行きたい方向に、楽になる方向に調整する手助けをする。過去に原因を探るのとは違って、ダイレクトで確実、現在《いま》的なこと。身体を変えると、考えることも変わる。たぶん。

この間終えたばかりの東京でのライブは、片山先生指摘するところの、私の本性がかなり出ていて、自由でパンクなものだったようだ。この状態は、気的に見てエネルギーがうまくまわっている野性状態なのだと思う。

「あ〜これが、ずっとだったらどうだろうか？　いやいや、ごはん作ったり、ゴミ分別したり、振り込みしたり、いろいろな義務があるじゃないか」。そのあたりのパンク度（やらないという選択）は、私にはないのだ。内容はパンクかもだけど。あっ、そういうことね。

これはあくまで、私の体癖からの見解です。皆さんはいかがですかね？

（dip in the pool / vocal・モデル・女優）

本書単行本は、二〇〇九年七月、筑摩書房より刊行されました。

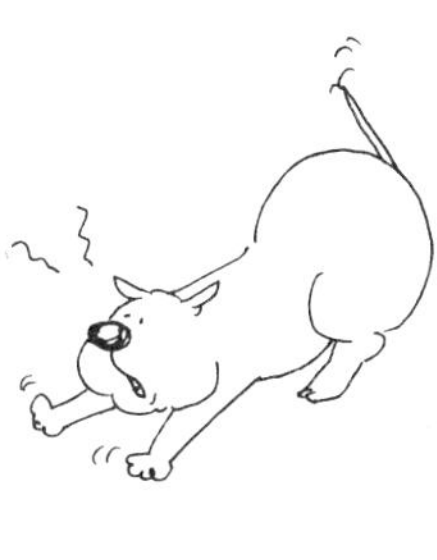

ちくま文庫

自《じ》分《ぶん》にやさしくする整《せい》体《たい》

二〇一二年七月十日　第一刷発行
二〇一八年三月三十日　第二刷発行

著者　片山洋次郎（かたやま・ようじろう）
発行者　山野浩一
発行所　株式会社　筑摩書房
東京都台東区蔵前二―五―三　〒一一一―八七五五
振替〇〇一六〇―八―四一二三
装幀者　安野光雅
印刷所　三松堂印刷株式会社
製本所　三松堂印刷株式会社

ISBN978-4-480-42964-3　C0177